临证脉学十六讲

（第3版）

姚梅龄　著

石　强　整理

人民卫生出版社

·北　京·

图书在版编目（CIP）数据

临证脉学十六讲 / 姚梅龄著 . -- 3 版 . -- 北京 ：人民卫生出版社，2025. 4（2025. 12 重印）. -- ISBN 978-7-117-37814-7

Ⅰ. R241.1

中国国家版本馆 CIP 数据核字第 20259QB918 号

人卫智网	www.ipmph.com	医学教育、学术、考试、健康，购书智慧智能综合服务平台
人卫官网	www.pmph.com	人卫官方资讯发布平台

临证脉学十六讲

Linzheng Maixue Shiliu Jiang

第 3 版

著　　者：姚梅龄
出版发行：人民卫生出版社（中继线 010-59780011）
地　　址：北京市朝阳区潘家园南里 19 号
邮　　编：100021
E - mail：pmph @ pmph.com
购书热线：010-59787592　010-59787584　010-65264830
印　　刷：三河市宏达印刷有限公司
经　　销：新华书店
开　　本：710 × 1000　1/16　　印张：14　　插页：4
字　　数：208 千字
版　　次：2012 年 9 月第 1 版　　2025 年 4 月第 3 版
印　　次：2025 年 12 月第 3 次印刷
标准书号：ISBN 978-7-117-37814-7
定　　价：69.00 元

打击盗版举报电话：**010-59787491**　**E-mail：WQ @ pmph.com**
质量问题联系电话：**010-59787234**　**E-mail：zhiliang @ pmph.com**
数字融合服务电话：**4001118166**　**E-mail：zengzhi @ pmph.com**

王　序

姚梅龄先生是我当年就读江西中医学院时的同班同学，也是我几十年行医路上的同行，更是我相濡以沫的终身伴侣。先生于2024年7月驾鹤西归，享年八十岁。先生一生悬壶济世，著书立说，桃李满园。“祛疴拯厄为苍生延年，治学布道愿天下归真”是先生年青时立下的座右铭。今值《临证脉学十六讲》第3版付梓之际，抚卷追思，不胜唏嘘。

先生一生治学严谨，医术精湛。先生诊脉，指下如有神。每于寸关尺间，洞悉病机，明察秋毫。然先生常言：“脉学非独诊病之术，实乃医者与患者心灵相通之桥。”此言如黄钟大吕，振聋发聩。先生授业，不囿于脉象浮沉迟数，更重医者仁心。每于诊室之中，先生以脉为媒，以心传心，令后学感悟医道真谛。

《临证脉学十六讲》乃先生心血之作。书中字字珠玑，句句箴言。先生以浅显之语，道深邃之理；以平实之言，述玄妙之道。此书不仅授人以脉诊之术，更传医者仁心之道。《临证脉学十六讲》问世以来，承蒙国内外医学专家同仁和岐黄学子厚爱，已刊行两版，成为当前中医脉学领域重要著作。今修订后的第3版即将面世，既是先生学术成果的延续，也是对先生毕生奉献的致敬，应将惠泽杏林，启迪后学。

先生虽逝，然其音容笑貌犹在眼前，其谆谆教诲犹在耳畔。吾辈当以先生为楷模，精研医道，传承薪火，砥砺前行。以慰先生在天之灵。

斯人已逝，风范长存。谨以此文，缅怀梅龄先生，并贺该书第3版面世。

王磊帼

2025年2月6日

前　言

第3版是第2版的校正修改版。由“姚梅龄传承室”的孙寅翔老师发现，2015年11月在全国脉诊班课堂上学员袁辉龙提出了本书在“第十六讲　几种特殊病脉转变的诊断意义”之“三、脉沉见起”中，有关少阴表证脉象说明的一些错误。此处显然是违背中医理论和临床事实的大错误，在第2版校订时遗漏了此处，这是我必须纠正的。在此，我向广大读者和人民卫生出版社作深刻的检讨，并委托吴炫静协助我进一步详细校对，以便推出第3版来纠正和完善此书。

值此再版之机，我再次向袁辉龙、孙寅翔、吴炫静表示诚挚的谢意！

姚梅龄

2021年3月6日晚

前言（第2版）

本书自2012年出版以来受到了各方读者的关注，很多青年学生读了书以后都反映本书对他们帮助较大，甚至有海外的朋友专程来到中国学习。此外，在本书出版以后，在具体的教学实践过程中，我又发现有一些地方还需要进一步完善，还有一些重要的脉象当时因为时间仓促没有写进去，当然其中还有一些文字错误，在这次修订的时候有所改进，希望能给更多的读者带来帮助。

我在多年的临床中体会到，中医脉诊是非常重要的环节，作为一个医生，千万不能忽视。现在有一种倾向忽视脉诊，还有一种倾向过分夸大脉诊的作用，我始终主张临床中要望、闻、问、切四诊合参，脉诊的关键性作用不容忽视。本书在修订过程中，我的一些学生在里面做了很多工作，也参考了一些读者的来信，在此一并表示感谢。

姚梅龄

2018年3月

初版前言

脉诊是中医重要诊法之一，其实际作用和重要意义在于为“辨证论治”提供依据，在中医理论体系及诊疗实践中占有非常重要的地位。但由于“脉理精要，其体难辨”，虽经历代医家发微解难，临床上仍难免“在心易了，指下难明”，学习与应用难度颇大。

本书作者感悟于当代脉学之殇，致力于脉学知识的传播与中医脉诊技能的提高，学为实用，以提高中医的临床疗效。于2010年与2011年作为项目主持人连续成功举办了两期“国家级中医药继续教育项目——中医脉诊培训班”，并作为主讲教师承担了绝大部分授课与临床带教任务；除此之外，本书作者还是2006年深圳“国际脉学学习班”的唯一主讲教师。以上述三次授课内容为蓝本，经整理为《临证脉学十六讲》一书。本书以经典理论为纽带，凝聚一门三代名医临床脉诊心得，注重辨证论治中脉诊运用规律的梳理。本书分为脉诊总论、脉诊各论、临床上几种特殊病脉的转变三部分，深入浅出地阐释了脉学理论，颇多个人体会，并力求言简意赅，通俗而不离经旨，理论结合临床。

本讲稿有六个方面的特点：其一是，以“脉象之象”代替传统的脉形，纲举目张，从脉率、脉律、脉位、脉体、脉力及脉势六方面探讨脉象的分类客观依据与指感特征的构成要素，便于体会与掌握。其二是，从临床实际中总结并分类阐述了常见的、诊断价值比较大的四十三种寸口脉象（见中篇脉诊各论），实用性很强。其三是，突出严格标准的脉诊操作规范与脉象记录格式，在此基础上对脉象进行大致定量分级。其四是，以脉象的形成机理代替传统脉学专著中的脉象主病，并依据不同机理在临床上出现概率的大小进行排序，以便医者依据从常到变的原则做出合理的诊断排序，另外，每种脉最后或附有验案举例，以强化学者对脉象诊断意义的认识。如涩脉的诊断意义即按湿滞气机、饮郁气机、瘀血、阴枯进行概率由大到小的排序，以免漏诊或一见涩脉就诊断为有瘀血。其五是，由于每种脉象均可出现于多种不同的病因病机的病证中，因此，本书将通过脉象本身与伴随症鉴别方法，来鉴别这些不同的病证，并以此作为重点内容之一论述脉诊的诊断与鉴别诊断作用。其六是，首次总结了临床上几种特殊病脉转变的诊断意义，对于急症与危重症诊治有较为重要的指导意义。

尚需说明的是，本讲稿所引用《伤寒论》条文皆引用自《伤寒论浅注》（清光绪三十年甲辰上海商务印书馆铅印本）；《金匮要略》条文皆引用自人民卫生出版社 2005 年 8 月出版的《金匮要略》（何任等整理）。

本书的脉象分类及各种病脉的诊断意义等学术思想，主要来源于中医经典与姚国美、姚荷生以及姚梅龄、姚椿龄、姚芷龄兄妹三人的经验积累。本书中“脉学源流概论”部分由石强执笔，姚梅龄删改而成。因此，《临证脉学十六讲》不但总结了前贤的脉学成就，而且有所创新，有一定的学术价值和较高的实用价值，可供各层次中医师与初入门者阅读参考。本书的整理工作得到了朱宇清、姜向坤、蔡安和三位同志的大力支持，在此一并致谢。

姚梅龄

2012 年 7 月 1 日

目　录

上篇　脉诊总论

中篇　脉 诊 各 论

下篇　临床上几种特殊病脉的转变

上篇

脉诊总论

第一讲

脉学源流概论

脉诊是中医特别突出的诊法之一，三指诊脉几乎成为中医师的标识。脉法源于经络检查，其间经过了几个世纪的漫长岁月，由全身遍诊法发展为独取寸口诊脉法。由于辨证论治即对于疾病的“平脉辨证”的客观需要，诊脉方法逐步完善，脉名的确定及其脉形的描述渐趋统一，这个过程亦是中医脉诊规范化的发展过程，其发展是一个由繁入简、由博返约的螺旋上升过程。

对于各种脉象的诊断意义，中医也有一个较为漫长的认识过程。众多医家在临床观察、思考和总结的过程中，对脉象的分类、选择、统一命名及分别确定其诊断意义等脉学本身的学术研究与发展，也更为客观、严谨和科学。时至今日，进一步总结和提高传统脉学知识和脉诊技能，既有必要，也完全可能。

总结和提高的关键问题之一，是脉诊的规范化，温故需要它，创新亦需要它，没有规范就无从推广，无从前进。脉学每发展到一个新的阶段就需要提出新的规范，这是由各个历史阶段的要求而决定的，也确能对脉学的发展起到推动作用。

一、《脉经》以前的脉诊

（一）脉诊起源

我国脉诊起源很早，在秦汉以前的古代文献资料中就有所记载，可零散见于诸多医著的篇论之中。根据现存历史资料来看，《史记·扁鹊仓公列传》说：“至今天下言脉者，由扁鹊也。”由此可以说明脉诊至少起源于扁鹊活动的年代。《左传·昭公元年》记载了秦公派医缓、医和诊治晋侯之疾，医和以色脉相参详论其病的史实。《周礼注疏》则曰："脉之大候，要在阳明寸口，能专是者，其唯秦和乎？"说明当时已经普遍地运用脉诊了。《脉法》《阴阳脉死候》《足臂十一脉灸经》这三部古医书，都是马王堆出土的无名氏著作，时间早于《内经》。《脉法》专论灸砭与经脉的关系；《阴阳脉死候》《足臂十一脉灸经》则论及以脉决死生的问题。

大量历史文献资料表明：脉诊起源于古代对血脉经络的检查，是由最早的经络检查发展而成的。所谓经络检查，是对全身经络进行检查的方法，包括经脉、络脉、经筋和皮部等方面的全面检查和分析，并不是单纯地诊脉动，更不是现在的独取寸口法。除诊脉动之外，还包括色诊或与色诊有一定的交叉关系。一些散在的脉学文献资料表明，早期的脉诊是多种方法并用，诊经脉之动、视络脉色泽都属于脉诊的范畴。经历了若干世纪的漫长岁月，单纯诊脉动的方法才与其他多种方法分开独立，独自享有脉诊之名并发展成为现在的独取寸口脉法。

（二）《黄帝内经》的脉诊

《黄帝内经》是我国现存医学文献中最早的典籍之一，《内经》在对诸多古典医论收集整理的同时，也对脉诊进行了一次较大规模的整理。它以兼收并蓄的形式，收载了脉诊的理论原则和多种诊脉方法，甚至于师传不同、方法各异、不属于一家之言的内容都囊括其中。

《内经》的脉诊是遍诊法或基本上接近遍诊法，主要有十二诊法、三部九候诊法、人迎寸口诊法、尺寸诊法等，并没有独取寸口诊法的相关记载，它所记载的诊脉方法在目前已经鲜有使用了。对于独取寸口脉法来说，《内经》的重要作用主要体现在理论原则和指导思想方面。

《内经》一书所涉及的脉名和脉形甚多，有的是较明确的脉名，有的只不过是一句或一段形容脉形的文字，亦有因年代久远，有其名而含义概念难解的。《内经》典型的脉名比后世所述要多，综观《内经》中《素问》《灵枢》两书所载计有：浮、沉、大、小、滑、涩、细、疾、迟、代、钩、盛、躁、喘、数、弦、濡、软、弱、轻、虚、长、实、强、微、衰、急、散、毛、坚、营、石、搏、静、紧、结、动、短、缓、绝、横、瘦、徐、少、平、揣、鼓、革、促、劲、洪、满等。

一脉数名或数脉一名，或不同脉有部分的概念含义交叉重复，一脉而有不同含义说解等都有之。另外,《内经》有一部分脉为后人所不道,亦有与后世含义不同等,特别是关于诊脉操作技术和脉象的具体论述,既不规范也不完善,反映了一种新技术在发明与发现阶段尚未定型的情形。《内经》对脉法的记载虽然简要,但为后世编撰脉学专辑打下了基础,提供了资料。

(三)《难经》的脉诊

《难经》成书约在东汉以前,是对《内经》的阐释、继承和发展。《难经》论述脉诊的内容十分丰富,专论脉学部分共计二十二难。《难经》首倡"独取寸口",《难经·一难》提出:"寸口者,脉之大会,手太阴之动脉也……五脏六腑之所终始,故法取于寸口也。"切脉的部位,《难经·二难》明确地提出了"寸、关、尺"的概念,《难经》虽沿用《内经》"尺"字,但含义已变,其为尺部动脉。但《难经》"关"的概念,只是"尺"与"寸"的一个分界线。《难经》首先提出并基本完成了"独取寸口"脉法,其在《内经》基础上又跨越了一步。

二、《伤寒杂病论》的脉诊

东汉末年的张仲景以脉诊作为辨证的重要客观依据,论理崇真,是辨证论治的典范。其诊脉虽以寸口诊法为主,但常结合诊察趺阳、太溪脉,以推断胃气、肾气的盛衰存亡。《伤寒杂病论》记录了数、急、疾、迟、弱、紧、滑、涩、缓、促、结、代、大、洪、浮、细、虚、芤、动、微、沉、弦、实、小、伏、革、长、短、曲("其脉如蛇")、静、脉停、无脉、脉绝、脉不至等 35 种脉象,摒弃了《内经》中部分脉名,应该说是一大进步。由于仲景在临床上对病情观察细致,平脉辨证结论出自临床实例,且验之于疗效转归,故《伤寒杂病论》中有关脉象的记载及其诊断意义的阐述均甚为可靠,自然成为了后学王叔和总结脉学、写就《脉经》的重要依据,亦被后世诸贤所宗。通过仲景的努力,脉学逐步从古代杂乱的记述中清晰起来,且脉诊更为客观和实用。

三、《脉经》及其以后的脉诊

(一)《脉经》的脉诊

在《脉经》之前,有记载可查的脉象名称就有 80 余种,其指感形象大多没有确切记述，晋代王叔和鉴于彼时脉学上的一些具体问题，在《内经》的基础上，依据仲景脉法，并结合自己的体会，撰成我国也是世界上最早的一部脉诊专著《脉经》。《脉经》正式确立了 24 种脉象的脉名和指感形态，将脉象归纳为浮、芤、洪、数、滑、促、弦、紧、沉、伏、革、实、微、涩、细、软、弱、虚、散、缓、迟、结、代、动等 24 种脉象，把仲景书中急、小、大等易于与数、细、洪等脉混淆者，删而并之。而且《脉经》进一步完善了独取寸口诊法，首次提出腕后高骨为“关”，关前为寸，关后为尺的寸口三部定位法，并对《难经》所规定的“寸口”一寸九分进行划分：“关”部六分，“寸”部六分，“尺”部七分，解决了“关”部的区域问题，三指诊脉有了操作规范。《脉经》在前人工作的基础上，初步确定了“寸口三部”与脏腑的对应关系。《脉经》标志着中医脉诊进入了一个新的时代，可以认为是中医脉诊在古代的第一次完全意义上的规范化。

（二）宋元明清的脉诊

宋代以后，我国的脉诊主流向通俗化、图解化、纲领化发展，理论和临床经验也不断丰富，是脉诊规范化、标准化的再发展、再提高。

1. 脉诊的通俗化

《王叔和脉诀》，简称《脉诀》，多认为系六朝高阳生托名著作。此书的主体内容取自王叔和《脉经》，编成四言歌诀形式，阐述脉理、脉法。将 24 种脉象分为七表（浮、芤、滑、实、弦、紧、洪）、八里（微、沉、缓、涩、迟、伏、濡、弱）、九道（长、短、虚、促、结、代、牢、动、细）三类。崔嘉彦《崔真人脉诀》认为脉理浩繁，但可以用浮、沉、迟、数四者为纲加以总括。为了便于初学者学习、记忆，张道中以通俗的文字将崔氏脉学的知识编成四言歌诀，流传较广，基本上概括了《脉经》的主要内容。但由于其文字浅陋，错误甚多，后世多有批判。尽管《脉诀》存在缺点，但由于它以歌诀的形式阐述脉理，内容提纲挈领，文字通俗易懂，便于习诵，所以一度流传较广。

2. 脉象的图解化

南宋施发的《察病指南》载有 33 幅脉象示意图，开脉象图示之先河。明代，先有张世贤《图注脉诀辨真》，附图 22 幅；后有缪希雍（一说沈际飞）《人元脉影归指图说》，附图 21 幅。清代贺升平辑《脉要图注》，亦附有若干插图。

3. 脉象认识的纲领化

明代李时珍以浮、沉、迟、数结合有力无力以统各脉。明代张太素以清、浊为总纲。明代朱栋隆以浮、沉、迟、数、虚、实六脉作为二十四脉的纲领。明代李中梓以浮、沉、迟、数四脉为纲，同崔氏。清代李延罡结合自己辨脉体会，列浮、沉、迟、数、虚、实六脉为纲。清代周学霆以缓为辨脉之总纲，在总纲之下强调浮、沉、迟、数为脉之四纲。清代何梦瑶以长短、大小、虚实、缓紧为纲。

宋元明清的脉诊都是宗法《脉经》的，后人所做的只不过是对《脉经》的修修补补，少有革新，在批判伪撰《脉诀》中，保卫《脉经》，普及脉法而已。虽然各家都提出一套，但大同小异，各有优缺点，缺乏重大的、突破性的进展。

四、近现代脉诊

近现代脉诊的研究，主要集中在古今脉学文献的整理研究与利用现代科学技术对脉诊的研究方面。

（一）中医脉诊文献的整理发掘

脉诊在发展的过程中，历代医家留下了数量可观的脉学文献。然而这些文献由于年代久远，加之历代医家水平不一、体会不同、对脉象的描述文学色彩过浓等因素，所以在对脉象的描述中难免会造成一些概念不清，观点不明确，内容重叠、浮泛、曲解等情况。这些对中医的发展必然带来不利影响。要解决这个问题，就需要对脉诊进行深入的研究，探求脉诊真谛，使古人脉诊经验能够得以继承，使脉学理论得以发展。

脉象种类繁多，历代医家的分类更是五花八门，使后学者莫衷一是，无所适从。脉名的问题颇多，一脉数名、数脉一名的情况很普遍。《脉经》以后的脉学著作大都以二十四脉为准则，虽有增损，但无大的变化。

中医脉象的辨识主要依靠手指的感觉，体会脉搏的部位、至数、力度和形态等方面。脉象的种类很多，文献中常以位、数、形、势、律等方面加以分析归纳。近代通过对脉学文献的整理和实验研究资料的总结，认为不同的脉象是因时间、部位、至数、动势等方面的变化所产生的。具体表现在脉动部位深浅（浮沉）、脉搏频率快慢（迟数），或节律异常（结代促)、脉搏力度大小(强弱)、脉搏感应范围(长短、粗细),以及脉搏动势的充实感、流利度(滑涩)与紧张度(弦濡)等方面的变化,因此,形成了各类不同的脉象;而这些不同的脉象,又能不同程度地反映身体的不同状态与疾病的不同性质,因而可以,也应当将脉诊作为中医诊察疾病的重要诊察方法,作为分析判断疾病性质(包括病因、病机、病所性质)、疾病趋势与预后转归的重要客观依据。

从现有文献整理的结果来看,对传统脉法并未进行很系统的全面整理研究,未能对脉诊基本术语与定义、各种脉象的指感标准、脉象要素表述等作出明确界定,亦未对各种脉象的诊断意义进行全面地搜集整理与分析归类。

我之所以开设脉学班并讲授、写就本书,也就是参考历代前贤的有关脉学论述,择其要点,取自己临床曾验证、有体会的脉学理论与脉诊知识,总结阐述以解决上述问题。

(二)利用现代科学技术对脉诊的研究

利用现代科学(包括现代生物学、生物物理学、生理学、解剖学、数学、电子工程学等)与技术(机械学、电学、图像分析、精密仪器、仿生学及电子工程技术等)对脉诊进行研究的工作,这方面的研究起源于20世纪60年代。研究的依据是研究者所认为的脉象形成的原理,然后对应现代科学理论,引进相对应的技术;研究的重心是围绕着脉象信息特征的提取与脉象信息的分析,集中研制脉象传感器和脉图分析。

由于此类研究的基本思路较为正确,在研究方法与技术层面也具有一定的可行性,所以半个世纪以来有许多发现、发明与进展,甚至某些脉象的形成原理已在较大程度上被现代科学所揭示,部分脉象的脉图分析结果与医生候脉的结论接近,展示了此类研究的良好前景。然而,由于对传统中医脉象形成机理研究不够系统和严谨,传感器在仿生学方面未能很忠实、客观、严谨、全面地模仿人体触觉及中医脉诊技术,未能严格按照中医脉诊规范操作流程的要求进行脉诊仪器的规范与操作,在设计思路和分析方法上存在着不合理的环节省略与步骤跨越,甚至参与研究的中医本身就候脉不准等,诸如此类的问题,造成此类研究尚处于实验探索阶段,距离基本揭示脉诊原理,甚至发展中医脉学理论、促进中医诊断技术客观化和现代化的目标还很远。而上述问题的存在，主要原因并不是现代科学的水平不够高和技术路线的选择不正确，而是由于对中医脉象分类的客观依据的认识不够全面和准确，对中医脉诊技术并未完全了解和掌握，甚至对中医传统的各种脉象概念认识不清，传感器的设计未能忠实地仿照中医的脉诊技术造成的。如果上述问题得到解决（我相信，上述问题完全能得到解决），此项研究理应成功，前景甚好。

也正是为了解决上述问题，我在写本书时，突出了“脉象分类的客观依据”和“脉诊操作规范”；在表述各种脉象时，则以指下感觉来明确每种脉象概念，并纠正以前的错误认识；在叙述每种脉象的形成机理时，则试图以部分现代理论进行部分沟通。另外，我试图通过举办多期全国性的脉诊培训班，以理论讲授和实践带教的形式，来提高中医专业人员和此项研究的工作人员的脉诊水平，提高大家对传统中医的脉学知识与脉诊技能的掌握程度。

第二讲

脉诊的价值

一、脉诊是辨证诊断最重要的诊察手段之一

（一）脉诊是中医关键的诊察手段

1. 脉诊是四诊之一

中医诊断强调四诊合参，即望闻问切四者，缺一不可。中医无论从诊察疾病手段的先进性，还是临床指标的精确度而言，与现代医学相比是相当落后的。但中医依据自身学科特点认识疾病的理念，以及遵循这些理念所采用的一系列认识疾病的手段与方法，进而形成的疾病观，乃至对每种疾病的本质认识，又较现代医学更为全面、客观、系统和科学得多，否则，中医就不能流传至今。在中医认识疾病本质的手段与方法之中，包括脉诊在内的“四诊”占有重要的地位。四诊之一的切诊，包括的主要内容就是脉诊，还包括切肤、按胸腹、摸淋巴结、按包块等，但是切诊的主要内容是指切脉。中医诊察疾病的手段已经相当落后，大多不能借助实验室理化检查，只能从一个个表面现象认识疾病，因此，必须强调医生所收集的病情资料应全面与完整，所以要四诊合参。中医只能使用医生自身的眼鼻口耳及皮肤触觉等感觉器官来采集病人的症状体征及病人所发出的信息，如果收集资料不全面，就不能全面准确地综合判断患者的病情。

就我的临床经验而言，脉象信息大概能反映病人百分之七八十的问题，例如其病因，尤其是病机，其次是病所、体质，百分之七八十都能从脉象上反映出来。另外，脉诊还有从变异性反向来反映疾病的，我们所讲的“脉症从舍”的“假脉”就是从变异性反向来反映疾病性质的。所以，我

认为,一个不会脉诊,或对脉诊掌握不扎实的中医,不可能成为一个合格的中医,更不可能成为一个高水平的中医。

但是在现实中,又有一类相反的医生,自恃脉诊经验丰富,摸完脉就报患者的病情,其中百分之七八十都正确,可惜,寸有所长,尺有所短,只想通过候脉就知道患者的病情,那肯定是不够完整的,也是不够准确的。亦有一些医生哗众取宠,病人不用开口,似乎摸脉便知道患者患有什么病,且立即就报病名给人家患者听,以证明脉诊多么神奇,证明自己的医术有多高！作为一个真正的中医,不能养成这种坏习惯,这是江湖习气。摸脉就开方,固然多数人对这个医生很仰慕,甚至很迷信,但却不见得这个医生很高明。另外,还有部分病人考医生:“医生,你水平怎么样？”言罢,伸手让医生摸脉,“讲我有什么病？”如此种种,都是不足取的。脉诊仅是四诊之一,脉诊之后,医生还要补充收集患者的病情资料,是不是患者或其家属还有什么病情没有讲。也就是说,中医临证时一定要四诊合参,互相验证。之所以单凭脉诊很难完整而又准确判断疾病性质,其缘由是,在临床上一脉主多种疾病的情况比较多见,摸到某种脉到底是什么病呢？你怎么讲？你从高的概率讲,可能准确度高点,但终究有一天是要失误的;再者,一病往往也可以出现多种不同的脉,而且,一脉多病与一病多脉之间相互交叉的情况在临床上比比皆是,甚至相当纷繁复杂,因此,当你摸到患者一种或几种脉象时,你又如何判断其究竟属何种性质的病变呢？不四诊合参能行吗？由此可知,脉诊既是中医重要的诊察手段,又只能是各种诊察手段之一,也就是四诊之一。

2. 脉诊是最后把关的诊察手段

这是非常重要的一点,但这点在中医药大专院校的教材里强调得不够！虽然根据望闻问三诊收集的病情资料,已经可以初步判断患者的病情,而且距离疾病的综合本质不远,但这时候,还是要候一候脉！为什么？因为须最后通过候脉来证实或否定我们通过望闻问所得出的印象是否成立,通过脉诊发现的脉象,与前三诊的发现进行合参,来综合分析病情的主因主机、主要趋势;另外,最后的诊脉环节还常常可以帮我们发现前三诊的遗漏,提醒我们补充追询,避免漏诊和误诊,所以,脉诊能起到诊断的把关作用。

在临床上，脉诊在诊断过程中最后起到的把关作用，主要表现在以下三个方面：

（1）判断危重急症的病理本质，避免失误

我们结合临床实际病例来说明脉诊在此方面的把关作用。我的一个老病人，他是一位田姓老年患者，其平时的体质特点就是有点儿气虚，脉象一贯比较弱；加之中焦有点儿痰湿，故时常胃部不适，舌中心常有一团白厚腻苔，平素多使用香砂六君子汤之类方药调治。1995 年的一天，该患者叫我出诊，当时他有些头晕，少许胸闷、心慌，发病仅半天多。因住在五楼，从而不敢下楼。我一再追问，患者也没有诉其他不适，脉诊却发现脉浮大，略弦略弹指，脉诊之后，我立即建议其赶紧住院治疗。我之所以做出如此抉择，其依据就是患者的脉象。张仲景曰“夫男子平人，脉大为劳”（《金匮要略・血痹虚劳病脉证并治》），即倘若见到貌似正常人的脉大，他便极有可能患有虚劳病！另外，该患者平素体虚脉弱，但若在发病的短短一天半天的时间内，其脉就突然大起来，就说明病人的一脏或某几个脏腑的虚劳之机已到了重极的程度；若其脉大而兼弹指，更说明他已濒临危期，甚至在数小时之内就可能突然死亡，哪怕他从表面上看来一切尚可，哪怕他当时血压、呼吸及心脏听诊均正常，我们也必须让他住院卧床，立即用大剂补药进行抢救。否则，到病情突然恶化时，连西医抢救往往都来不及！所以，此时的大脉可以提示其病情来势急迫，极有快速恶化的可能性，因而，脉象起到把关和重大提示作用，以免我们失误和后悔莫及。

张仲景认为“结胸证，其脉浮大者，不可下，下之则死”（《伤寒论》135 条），这是因为结胸证是水与火或者是水与热结于胸或结于腹，其中有些病证属于西医的急腹症之类，其诊断要点是：从心下至少腹硬满，按之痛，甚至手不可近，也就是说出现了腹痛，腹部胀大满，一按上去，即腹肌紧张且痛得不可忍。结胸证属于里结证，就一般而言，里结证就应该脉沉，而且多半是沉实脉；里结由于阻滞了气机，其脉象甚至可以转变为迟脉，那其脉为何又出现脉浮大呢？其机理是邪虽内闭而正却欲外脱，是急腹症快要发展到中毒性休克的危险期了，邪气虽仍内闭，正气却欲外脱，其正气已外浮，故其脉浮大。这时候张仲景警告大家，虽然患者从心下至少腹硬满痛，甚至痛到了手都不能近的地步，也千万不能用大陷胸汤，不能用甘遂、大黄、芒硝等一派攻逐邪气同时又可大损正气的方药来治疗。该田姓患者脉浮大，并不是正气充实使然，不是单纯的大陷胸汤证之类的纯实证，而是正气将脱前奏的一种反强象。此类“结胸证”而脉反“浮大”的病人，有的并非急腹症，而是患有冠心病，其病情往往是由闷痛发展为真心痛，其湿痰死血（蓄血）等病邪从上焦焦膜陷入心或心包，该过程中可因邪气内闭而出现心痛；这时候如果不是出现弦涩或沉紧之脉，反脉浮大，说明邪气独居于里，脏真反不能居藏而欲外脱，而大陷胸丸、栝楼薤白白酒汤、苏合香丸等都不适用，宜采用大剂生脉散或者参附汤急投之，以救其万一。

因此，针对上述田姓老年病人，我急用朝红参 24g，炮附子 6g（是黑附片代），即用大剂红参补元气和助心气，之所以还加用附子，是因为患者虽无手足冷，却有胸闷，所以要用附子祛内陷之阴邪，且助阳开胸。一个小时后，救护车送患者到住院部，医院心电图检查证实田姓老者是急性广泛性后壁心肌梗死。患者家属不久亦赶到了住院部，当即给病人服了刚熬煎好的参附汤，大约服后四十分钟，患者胸闷眩晕渐失，唇微转红，脉大渐减、弹指亦转软，此时西药还未来得及用上。后来该患者心电图的 ST 段压低和 T 波倒置很快得到纠正，进院的第 4 天（仅服中药 2 剂）就办理了出院，直至 2009 年都未复发。回顾一开始，因见患者仅头有点儿昏，胸有点儿闷，我还疑其为轻度的痰湿痹胸、清阳不升证，准备用半夏白术天麻汤，但诊脉后，我当即就推翻自己先前的判断，这正反映了脉诊能在危重证中帮助我们判断病机症结和危重程度、把握治疗机会，也正是脉诊是关键的诊断把关手段的实例。

（2）对判断疾病的基本性质及预后起总把关作用

脉象常常可以让我们对患者所患疾病的严重程度乃至顽固程度有一个基本的了解；在此基础上，脉象还可以帮助判断该病变的预后，即常可以帮助医生预断该病证是趋向痊愈还是恶化、或向何处恶化？甚至预判是生还是死！甚至判断其可能什么时候死，而且这种依据脉象的判断常常较为可靠。

我也可以通过举例来阐述。董某，女，54 岁。2006 年 2 月 18 日初诊，主诉：2005年10月始视物模糊，经某眼科医院检查发现血糖20.03mmol/L，诊断为2型糖尿病视网膜病变，予皮下注射胰岛素治疗。患者早在2005年11月底即开始出现下肢浮肿，诊断为糖尿病性肾病，予以消炎、输血等治疗。一周后，下肢浮肿缓解不明显，予以白蛋白治疗，下肢浮肿虽暂时消失，但此后却反复发作。否认起病前有外感史，否认尿路感染史。现症：下肢浮肿，不欲食，全身乏力，小便短、清、泡多，无夜尿，腰不痛，食欲略差，腹不胀，大便常溏散、有时日行10余次，夜寐有时溏泄5~6次，泻时腹不痛，大便色青黄、每次量少，有时大便难忍而遗矢，身怯寒，腹喜温，手冷至前臂前端，足趾尖微凉，足麻；现有头昏，头不痛，耳不鸣；小腿及足肿，按之凹陷；足前及趾第二节皮肤色暗、表皮有糜烂，该处破损起水疱且觉痒；口气酸臭；舌苔白粗偏厚，有裂纹；脉弦数而涩，略细，两尺偏沉；左偏硬，尺沉不应指；血压：200/90mmHg。

该患者的西医诊断已经十分明确，但我们中医该如何辨证治疗呢？下面，我们首先分析一下该患者的脉象：患者现弦脉，可能主风，亦可能主气郁气结，又可以主寒，也可以主饮。脉弦数似乎在提示患者有郁热，有内热；而涩主饮，亦主湿，亦主瘀血，又主阴枯、阴亏；脉略细，不是血虚就是阴虚或者阳虚。患者的上述脉象表现到底是什么病因病机引起的？要结合其全部脉象与临床表现综合判断。另外，其脉左偏硬，尺沉不应指，而脉贵有神，贵有胃气，有胃气就是脉象应该比较柔和，如果脉硬邦邦的就是没有胃气，胃气将亡了。例如有的内风重而阳亢无制的重症患者，其脉弦大而硬，即说明其下竭上厥而有阳无阴，正气将亡；脉硬是无胃气脉，一般来说就是一个死证，好在该患者其脉不是全硬，只是左脉偏硬；同时其尺沉不应指，是无根脉，脉象无根，说明肾气大亏。综上所述，患者不仅胃气败，而且肾气大亏，先后天两者均严重不足了，所以预后不佳。我们的诊断结论为：脾肾阳气大亏，湿浊及水内停外溢，渐及血痹，嘱此患者停掉所有西药，方用实脾饮加减。

弦数脉一般提示肝火或郁热，为什么又诊断为阳气大亏呢？《伤寒论》137条“数则为热，动则为痛，数则为虚”，说明造成数脉的主要病因病机，除了有热，还可因虚引起。正气虚导致数脉者，最常见的是气虚，其次是阴虚，再次是阳虚。“数则为虚”的形成机理是，正气不支，心气勉力而为，心脏每次搏出的血量不够，故心脏只有增加单位时间的搏动次数，才能勉强维持血养周身，于是造成了脉数。临床上，阳虚、阳气大亏的病人，不但可以脉“数”，而且可以脉“疾”，故病危体衰的人常可虚数无度。不可不知的是，我们并不能仅凭脉数就诊断患者为阳气大亏，而是尚需结合患者的舌象等临床表现。该患者舌苔白粗偏厚，中间有裂纹。倘若舌苔白如积粉，说明其病因为湿浊而且程度较重，甚至有湿浊团聚的机理存在。无论理论界定，还是治疗用药，湿与浊虽然密切相关，但并非完全相同，只有自我集聚、自我积累的湿邪，才可以化为浊邪；浊还可以产生毒，从而形成浊毒。但是该患者的湿浊还没有到舌苔白如积粉的地步，只是舌苔偏厚有裂纹，说明其虽有浊邪，却并不甚。浊邪还是一种腐败之气，因此患者口气酸臭，戴天章在《广瘟疫论》中提出了湿浊较重的患者身体会散发出“尸气”与“腐气”，是完全符合临床事实的。

脾不运化水液，“湿胜则濡泄”，故该患者大便溏泄；再者，患者不欲食，乃脾虚失运所致；便难忍而遗矢，此为肾虚滑脱失禁所致。观之临床上的肛门失约，多由肾气不固或新病腹泻势急，大便未能控制所致，显然董某的肛门失约理应缘于前者。患者身怯寒，腹喜温，手冷延至前臂前端，足趾尖微凉，一派寒象，结合患者腰不痛，腹不胀，腹不痛，知其寒象非实性寒邪所致，因为一般“虚证无所苦”，即虚证患者一般无很明显的痛苦症状，因此该患者病性为虚寒；加之五更泄，属命火不生脾土；再加之小便清，说明肾阳虚衰，膀胱气化不利。综合上述分析，可以判断该患者为脾肾阳气大亏，湿浊及水邪内停外溢之证；另外，该患者尚存在“血痹”的机理，因为湿浊阻滞，导致血行不畅，加上阳气虚损，故造成血痹（即血虚兼有血滞），证据是该患者的足前及足趾第二节暗红、其表皮有糜烂及破损水疱，是湿浊之毒所致。

脾肾阳气大亏，按常理应该用参附汤，现在用实脾饮，是不是方不对证？其实，方用实脾饮，只是权宜之计。患者终究有湿浊不化，气机不利，倘若此时使用红参补益，阻滞的因素不除，患者必会腹胀，甚者腹胀大如鼓。何况患者的下利不仅是因为阳气不固的滑脱下利，还有湿浊不化的原因，因此利用实脾饮中的草果芳香化浊。但实脾饮温补之力稍逊，因此加用党参与附片。虽然患者血压高达200/90mmHg，但还是加用附片9g。

这里要说明的是，中医抢救休克时常用附片，血压低时用附片可达到升血压的作用，现在血压高亦用附片，如何掌握呢？我认为只要辨证正确，辨证属阳气虚而有寒者，无论血压是高是低，不但均可用，而且亦当用附子。中医治病的第一个原则是因势利导，所谓“势”是指病机与发病机理的总趋势，身体与病因相争的总趋势。患者服药三天后复诊，泄泻次数明显减少，想吃饭而且能吃得下去饭，下肢水肿消失，收缩压下降了20mmHg。虽然血压高的病人应慎用附片，但这个病人阳虚，则非用不可，因为这时已把西药全停了，我们非要用重手不可。有人会讲糖尿病的病机是阴虚为主，不适用附片，但实际上，糖尿病发展到后期大都阴阳两虚，发展到后期的患者大部分都要用附片，用肉桂。

该患者吃了两包实脾饮之后，应该赶紧换药，换什么呢？赶快换金匮肾气丸，温阳补阴，兼以利水，金匮肾气丸虽然可以阴阳两补，但以补阳为主。让病人第二天来，我这里有药商病人送的好肉桂，真正越南产的清化桂。我们要有点药的知识，要知道，好的肉桂叫企边桂、清化桂。真正越南产的官桂就在清化，其中最好的肉桂叫企边桂，比较厚，刮起来油很多，差一点的叫清化桂，也非常好，这两种肉桂我当时手头都有。但企边桂因为那个药商病人不懂得保存，四五年之后，肉桂的挥发油光了；而清化桂保存得很好。现在荒唐到这种地步，有的药厂的金匮肾气丸中的肉桂用的竟是桂枝！注意啊，现在市场用的肉桂基本上都是桂皮。桂皮是樟科植物阴香、细叶香桂、川桂、天竺桂的干燥树皮，肉桂是樟科肉桂的树皮，完全不是一回事，无论是香港，还是我们内地市场的肉桂大多是桂皮，绝非肉桂。现在我常向病人讲，肉桂不是桂皮。现在有了好官桂，就有希望救得到病人的命了，赶紧，碾肉桂，过100目细筛，装胶囊，吞服，一天0.6g，相当于古代剂量每日吞服二分三分，送给她，真有点儿舍不得，但为了救人，又不得不送。

治到最后，治到什么地步？她脉已转软，肿大概消了二分之一，手暖，足溃疡及色暗已痊愈，能吃饭，精神也挺好，血压158/80mmHg。最后开了一个善后方，吃补肾的药，补肾阳的药降压。你要辨证啊，要辨明证属阳气虚才可以用，如果阴虚阳亢的病人，可能吃得人家发生脑血管意外，脑出血了，所以辨证要准。此患者初诊时左脉偏硬，左尺脉不应指，起到了重要的提示作用，提示患者脾败肾阳大亏，从而起到了诊断总把关作用，否则，怎么下得了这样大的决心敢用附子9g，哪里敢？又是血压高，又是糖尿病。

这两个病例，糖尿病肾病高血压的董某、前面所述的那例心肌梗死的田先生，都有一个如何判断患者疾病预后的问题存在，实际上对于他们疾病基本性质及预后的总把关，均是通过脉象来判断并把关的。

脉象对于患者预后的判断，《伤寒论》中有这样的例子："伤寒，若吐，若下后，不解，不大便五六日，上至十余日。日晡所发潮热，不恶寒，独语如见鬼状；若剧者，发则不识人，循衣摸床，惕而不安，微喘直视，脉弦者生，涩者死。"(《伤寒论》215条)

"伤寒"即病人受寒发病，医生用吐法、下法"不解"，不大便已经有五六天了，到十余天，有的病人五六天，有的病人十余天，有可能是个案，也可能是几个病案的综合陈述条文。"日晡所发潮热"，如何理解呢？因为阳明旺于申酉，下午3点到晚上7点是阳明经的旺时，此时间段阳明正气最旺盛，与邪搏斗就最剧而热度即随之升高，所以叫"日晡所发潮热"，说明这是阳明的燥热内结证。此证虽然起始是伤寒所致，传到了阳明，阳气与寒邪搏斗的结果，寒去，但阳气过剩，化了内热，内热里结，转变成了阳明热结证：大便不通，不恶寒，而且有精神症状，即"独语如见鬼状"，"若剧者"，不仅谵语，且"发则不识人，循衣摸床"。其谵语的时候，"独语如见鬼状"，神志没有昏迷，意识还在，只是有点儿混乱。谵语时患者的自主意识还在，但是"剧者"神志已不清楚，连见到儿子都不知道是谁，还有"循衣摸床"等神志不清的症状体征；其"微喘直视"，是指患者呼吸时气深大甚至很急促，眼睛睁得很大、直愣愣地盯着人或某一个地方，并且目睛无神而不转瞬，却对周围的事物视而不见。医家张仲景认为这是热极伤阴，且近阴枯：心阴虚则不识人，神志不清，热扰心包，则谵语；肝阴虚产生虚风内动，导致肢体动惕，肝阴枯竭可致直视；微喘，乃因肾阴枯竭，肾不纳气，气急，往上冲，因热极，加之阳明热气往上涌，呼吸深大，这个病很危险，患者会不会死亡呢？张仲景拿什么把关？拿脉象把关，"脉弦者生，涩者死"。弦，肝经有风热、热实，说明正气未败，故可能有救；若脉涩，则证明其阴津已枯竭，这就十分危险了。这是胃热燥结，而传入三阴，传入少阴厥阴，导致肝肾之阴精枯竭的一个例子。

张仲景通过这个例子，来说明脉象有判断预后而把生死关的作用，此时说“涩者死”，是不是就没有一点点治疗的希望了呢？科学是发展的，我们不能停留在张仲景时代的水平，至少也应该抱希望，至少应该参考后世温病的治疗原则，采用大剂量滋阴补液兼苦寒咸寒通下的方法，如增液承气汤、新加黄龙汤、大定风珠等方，或加用中医西医结合的方法，首先应用补充能量等支持疗法，寄希望于万一。

（3）脉象的最后把关作用在儿科中尤为重要

儿科又称“哑科”，中医儿科的诊断多半要依靠脉象，望闻所反映的信息远没有脉象那么丰富。但现在好多儿科医生不摸脉，因此他们对患儿病变的性质与病情的预后，常常很难了然于胸。

我曾治过一吴姓患儿，仅三个月大时，其父母带之去游泳后，高热，气喘，西医予以抗生素治疗，无效，遂行激素治疗，患儿热退。退热的第三天，再次去游泳后，受寒，发热，无汗，喘。在某儿童医院住院治疗三十多天，病情未见好转，且患者两肺满布湿性啰音，高热又起，继用西医治疗，病情反逐渐恶化。最终，家属收到了医院的病危通知书。2000 年 6 月，在万般无奈之下，于晚上十一点多钟，患儿的父母把小孩抱到我家中求治，此时，患儿嘴唇发绀，心跳每分钟二百二，呼吸每分钟一百一。虽然我做过五年的中西医结合儿科住院医生，但该患儿病情危重，又缺乏抢救、输氧设备，说实话，真的不敢接手治疗。最后我经不起其全家的苦苦哀求，方用三拗汤加葶苈大枣泻肺汤。但到第二天半夜一点多钟的时候，患儿家长电话告知，患儿热基本退了，但“昏迷”了，已经睡了整整十个小时，打都打不醒，吃奶时，奶嘴塞到嘴里，患儿也不吮吸。于是我出诊，患儿身上出汗，而且身上凉凉的，瞳孔对光反射也是正常的，其脉象是略弦数，比起初诊的脉数疾弦涩好得多，于是嘱患儿家长煮点米汤放在那里等其醒来。大概四五点钟患儿就醒了，所谓少阳之气，“一阳初生”，阳出于阴则寤，少阳的旺时是寅至辰上，寅时少阳经气充盛，故患儿在凌晨四五点钟醒。为什么我会做出对患儿不予处理的判断呢？关键还是脉诊，掌握了判断疾病预后的生死门。脉静与不静关乎患者的预后，医者不得不察，在儿科之中就显得尤为重要。

无论是张仲景，还是吴又可、叶天士等在谈到发热性疾病的时候，认为有些病可以战汗解。湿温可以战汗解；少阳的饮邪郁热、郁火都可以战汗解。这类患者在服药后，浑身发冷，寒战，牙齿咬得嘎嘎作响，接着就是高热，体若燔炭，体温往往在40℃以上，接着全身汗出，出汗以后，其人可身凉而嗜卧寐，这不一定是患者虚脱，而往往是疾病向愈的表现，但也有不尽然者。战汗解，类似于现在常见的输液反应，发抖，高热，接着汗出。病人汗出之后，如何来判断其预后呢？历代医家都有所交代，必须依靠患者的脉象，候其脉，若脉静则为向愈；如若脉不静，则疾病必有反复。所谓脉静，便是脉不数，亦不弹指。所谓脉弹指，是指脉搏跳动时冲击指下，类于抬举性搏动样。如果脉静的话，其脉即不弹指，甚至略弱。当持续高热患者发热骤退，出现汗出身凉嗜卧（睡），此时须鉴别其究属病情向愈还是阳气欲脱，主要就须依赖脉诊，若脉静或略细弱，即为病情向愈；若脉数疾，甚至略弹指，即属阳气欲脱。而上述吴姓高热喘急患儿，汗出热退气平后，昏睡不醒，因见其脉仅略弦数而尚静，故无需处理，此乃正邪同退，其病向愈。纵观吴姓患儿的病情经过，其高热已逾一个月，常彻夜输液烦哭，一旦寒去热退，喘平体适，加之正气被耗难免疲惫之极，其“身凉嗜卧”的程度表现为“昏沉嗜睡”，就不足为怪了。至于传统文献上所说的“战汗解”的现象，则正邪双方损失往往都很惨重，邪退正虚，或气阴两虚，或气津不足，这是病情向愈、身体完全康复之前的常有情况，其后再行饮食调养即可。如果反之，脉数疾，或略弹指，或二者皆有之，便提示邪气大部分尚存，正气已伤，此刻应用补益的药物，当然用温补药的机会较多，用生脉散的机会也有，这在儿科发热性疾病中也不时可见。此时病情进退的判断，措施的选择，脉象如何，起着决定性的证据作用。

（二）脉诊是判断疾病性质最重要的依据之一

1. 判断疾病的具体病因、病机与病所性质

脉象之所以能够成为疾病最后把关的手段，是因为脉象能够判断疾病的病因，判断疾病的病机，判断疾病的病所，而且能综合判断前三者的综合性质和趋势。

（1）断病因

比如浮脉，不仅是病在表的病所诊断的依据，而且主风，主外风伤人

形成的表风，即体表有风，脏腑之表有风。浮主风，风就是病因；紧脉主寒，摸到了紧脉提示多半有寒邪；数脉主热，滑脉也主热，但滑脉还主痰，等等诸如此类，都是通过脉象来判断病因的例证。

临床上，作为病因的痰、饮二者难以鉴别，尤其是痰、或饮、或痰饮引起的小儿咳喘的病因更加难以鉴别。小儿咳喘，咳嗽紧迫，甚者咳则欲呕，舌苔厚腻，喉里面痰声辘辘，症状严重的可以出现难以平卧，卧则咳嗽加剧，把患儿抱起来或竖起来，咳嗽就会好些，气喘也会好点。那到底是痰还是饮在作祟呢？判断的关键依据就在于脉象，因为两者从症状上难以鉴别，由饮邪引起的咳喘病里面百分之九十的脉象是涩脉，痰则将近百分之八十的是滑脉，因此，候其脉是滑还是涩，是鉴别小儿咳喘病因为痰还是因为饮的重要手段。

下面我们通过分析一条《伤寒论》的原文，来看看是如何通过脉象鉴别病因、确定病因的。《伤寒论》198 条："阳明病，脉迟，食难用饱，饱则微烦头眩，必小便难，此欲作谷疸，虽下之，腹满如故，所以然者，脉迟故也。"

一般而言，阳明病多是热证和燥证，热证的主脉应该是数脉或洪脉，而该条文"阳明病，脉迟"，并以"脉迟"作为病因判断的关键依据，故云"脉迟故也"，又作何解呢？大承气汤证，阳明腑实，邪热内结严重，气机结而难行，加之燥屎严重阻滞，气血为之流行不畅，亦可出现脉迟，此种脉迟必有力；另外食积，或水火交结的大陷胸汤证，都可以因气机内结而见到脉迟。如"结胸证"形成过程中的脉"动数变迟"（《伤寒论》137 条），脉迟可以反映气结。《伤寒论》198 条的"食难用饱，饱则微烦头眩"，即患者想进食，但不能吃饱，即"食难用饱"，倘若吃饱了，就会头晕眼花，心中烦躁。现实生活中，我们也会见到这种人，吃饱了，就打瞌睡，吃饱了，人就软弱无力。"必小便难"，这个"必"字与其他的"必"字不太一样，即常常会出现小便难的意思，"小便难"可不等于小便不利，张仲景用词很严谨，"小便难"指的是，欲小便，跑去厕所，却一时解不出，过了一会儿，才解出来，这是一种小便难；另一种小便难是先解出一部分小便，虽然自觉未解完，但一时半会儿却解不出，过了一会儿，又出来一点，一泡尿要分几段才能解净，这种小便难亦称之为小便不畅，"小便难"是小便不畅的一种，而并非是小便无、小便闭。

该条文中的"此欲作谷疸，虽下之，腹满如故"，如何理解？谷疸是中医的病名，即因水谷湿邪郁滞而导致的黄疸，称为"谷疸"。"此欲作谷疸"是因小便不利则常易发为黄疸，小便利则其人不黄，但此处是"小便难"而非"小便不利"；"此欲作谷疸"提示患者体内多半有食滞、湿郁；故从"此欲作谷疸"也可以推测出"食难用饱，饱则微烦头眩"的病因是食滞，因为阳明胃肠有饮食积滞，再吃饭下去且到食饱的程度，当然就会加重食滞，使人感到更不舒服了。

黄疸大多是由湿邪这种病因导致，但"此欲作谷疸"的病因病机还没有完全明确，因此张仲景进一步说"虽下之，腹满如故，所以然者，脉迟故也"。如何理解这段话呢？张仲景治疗宿食常用的是下法，例如用承气汤；在劳复之后，用的是枳实栀子豉汤，若兼有宿食，则加大黄，即是例证；但198条病证却"虽下之，腹满如故"，从这里可以看出患者前面还有一个症状——腹满。所谓"腹满如故"，是指吃了泻药之后，腹满还跟原来一样，其实，吃了泻药之后，其腹满会减轻，但第二三天又像原来一样。张仲景为什么在解释"所以然"时会讲一句"脉迟故也"？张仲景在这里是确定该病的病因是湿邪阻滞、饮食积滞，阻滞了胃肠及中焦的气机，故其采用攻法未必能在短时间内奏效，因为这是湿邪阻滞气机引起的腹满，采用承气汤攻下只会是徒劳无功，因为承气汤是攻下热结，并不攻下湿滞，而且这个湿滞到了严重影响气机的地步，影响了胃肠的通降致脾气不运，否则，不会腹满（因脾主大腹），更不会下之后"腹满如故"，也不会"饱则微烦头眩"。临床上，脾主升清阳，如果食或/和湿阻脾胃气机，就可以阻滞清阳通过中焦上升的通道，导致清阳难以上升充养脑神，故可产生头眩；也正因于此，当患者进食后，与原有的食滞及湿邪结合，会进一步阻滞中焦气机，导致郁热产生而"微烦"，也会进一步阻滞清阳上升的通道，导致"头眩"产生或加重，从而出现"饱则微烦头眩"的现象，甚至吃饱了饭就打瞌睡。此时，如果应用攻下之法，更损伤了清阳，清阳就更不升了。

通过上述分析，我们就可以说，这个"迟脉"提示此证的病因病机是湿邪阻滞气机，而且阻滞得很严重，因此治疗时要运脾化滞，要理气，要升清阳降胃浊。偏虚证的，宜用东垣补中益气汤；偏实证的，腹满较剧的，宜用香砂平胃散运脾化湿为主，并加泽泻、猪苓以利水湿，再加神曲、山楂化食滞，再加荷梗、蔓荆子等升清阳，即可治愈。从以上分析即可看出，张仲景通过“脉迟”来论述此病的主因是湿滞。

上述例证，即属于张仲景以脉象判断病因的例证，与临床事实是相符的。

（2）断病机

临床上的每一种疾病，往往复杂多变，之所以如此，缘由之一是病机多变，变生成各种证候。为了了解并跟上疾病变化的步伐，我们就必须对每一位患者，隔一段时间就“观其脉证”，才能及时“知犯何逆”，然后才可能做到“随证治之”。之所以“观其脉证”能“知犯何逆”，缘由之一是脉象能及时反映疾病的病机性质与病机变化。

举例来谈，如患者脉虚，则知其正气已虚，病机属虚；具体的还如“右关独沉”，一般即诊断其有脾胃气虚的机理存在，或中焦阳气被阴邪压抑郁闭，两种机理必有其一，或两种机理兼而有之。又如其脉若细，一般可判断患者此时有阴虚或血虚或阳虚的机理存在，或阴血阳气俱虚。又如其脉沉实，则说明里有实邪；若脉由浮转沉实，则病机属邪气内陷；若其脉上盛下虚，则往往说明气机薄厥于上，即《素问·脉要精微论》所说的“上盛则气高”之机；又如《金匮要略》血痹虚劳病篇：“夫男子平人，脉大为劳，极虚亦为劳。”此即通过大脉和极虚脉来判断虚损机理。诸如此类，均属通过脉象来判断病机的实例。

（3）断病所

所谓“病所”，是指病之所在（病位）和病之所属何部（如属何经何脏何腑、属表属里等）。例如脉浮，多主病在表；若脉沉微细，则属阳虚里证。

如果再结合脉象三部的脏腑分部，判断病所就会更加明确。例如，两寸独浮或右寸独浮（而关脉不沉）大多提示肺之表有风（或夹寒，或夹热，或夹湿），或上部（如头、鼻、咽、耳、口、齿、项、肩、上焦、肺等）有邪气。再例如，右关独旺多提示胃肠邪实，或胃肠气滞，或邪气壅滞中焦；左关弦旺多提示肝胆气郁；两尺沉弱多提示肾虚；两尺浮弦多提示肾及身体下部邪实（多为风；或湿热结，如肾结石、前列腺肥大等），或肾及下半身有气血瘀滞（如肾、膀胱或前列腺的肿瘤等）。

有关判断病所更为具体实用的脉诊内容,我们不妨也举一些例子。例如有书籍上说浮脉主要提示病所在上、在表,但在临床上实际有两种情况:一是,寸脉浮主表,主肺之表,主上部;二是,六脉皆浮主表,亦可主上部有病,但是"上候上"的临床符合概率较大。因此,寸脉浮主上部的符合概率大,在摸到寸脉浮的时候,一般会联想到病人是不是有感冒(上感)了,应该说绝大部分情况下病人确实是有感冒的,但也有些不是,而是患有鼻窦炎,或者有头痛,或者其他上部疾患。六脉皆浮在内伤杂病中往往提示肝风;在时病中除却太阳表证以外,可提示的内容就比较多了。如果脉见两寸浮(多数并不是吴鞠通所讲的"两寸独大"和"右寸独大"),往往提示是外感疾病中的肺之表证。而寸脉旺,大体上可以提示在上部的实质病变,诸如脑瘤、前庭神经瘤等。所谓"旺":第一,位置很表浅,轻取即得;第二,举之有余,中取更有力,它不像浮脉那样的举之有余,按之不足。浮脉轻取脉跳最明显,中取脉跳的明显程度与力度都比浮取要差一点,沉取脉跳的力度与脉跳的明显程度又更差,所以浮脉的形态应描述为"举之有余,按之不足"。当然,判断上部的实质性病变光依靠脉诊是不够的,尚须其他临床现象的支持,例如西医讲的鼻咽癌,百分之七八十的患者有回缩涕夹血。

再例如右关脉独沉,也是临床上比较多见的可以帮助我们确定病所的脉象之一,比如病所属脾胃虚寒的十二指肠溃疡就可以引起右关脉独沉,甚至有些所谓浅表性胃炎、糜烂性胃炎(属中医说的胃脘痛病)也都可能引起右关脉独沉。实际上,右关脉独沉绝大部分还是脾、胃、肠功能受损,或中焦正常功能被邪气压抑后产生的。张仲景讲"病有结胸……其状何如?答曰:按之痛,寸脉浮,关脉沉,名曰结胸也"(《伤寒论》131条),而现在临床上寸脉浮、关脉沉也可能是大家的饮食习惯造成的,多半是饮痰湿郁阻中焦,或水火交结于中下焦。

上面所谈的例子都说明脉诊常能帮助我们判断病变症结究属于何病所。因为脉诊能帮我们判定疾病的病因、病机和病所,所以脉象才能成为判断疾病性质的重要依据之一。

2. 判断疾病的基本性质

疾病的性质虽复杂多变,但主要的基本性质无外乎阴、阳、虚、实、表、里、寒、热。而脉象，也能较客观地反映疾病的这些基本性质。例如脉浮多主表，脉沉多主里；脉实（及洪、滑）多主实性病证，脉虚（及弱、细、微、芤）多主虚性病证；脉数多主热，脉紧多主寒；脉浮实或浮滑数多主阳经证，脉沉细弱多主阴经证。

3. 判断疾病的基本趋势与预后

脉象对于疾病的基本趋势与预后的反应还是比较灵敏的，并且脉象的变化往往出现在疾病症状变化之前。在疾病的发生发展过程中，通过脉象来判断疾病发展的基本趋势与预后，是医生预测和掌握疾病走向的重要手段。下面就举《伤寒论》的条文来进行说明。

如《伤寒论》326 条："厥阴中风，脉微浮为欲愈，不浮为未愈。" 本条是从脉象来预断厥阴中风证的预后。邪入阴经多属里证，其脉当见沉迟细弱之象。今厥阴中风，脉却由沉转为微微浮起，乃是正胜邪却、阳气来复、邪气欲除、正欲达表以行温阳之功的佳兆，故应判断其预后为欲愈。如果脉沉而不起，则是阳气未复，阴邪尚盛于里，故非愈候。当然，在多数情况下，临床上脉象判断预后常须结合其他现症综合分析，始能做出正确诊断，一般不可仅凭脉象定其愈与不愈。同时还须注意的是，如果脉象不是微浮而是但浮，按之无根，或脉象暴浮者，则多为虚阳欲脱之危象，万不可认为是欲愈之候而放松警惕。

再如《伤寒论》289 条："少阴中风，脉阳微阴浮者，为欲愈。" 少阴中风，乃少阴受邪之证。少阴为阴经，其为病多有正气不足，故少阴中风，尺脉应沉，尺脉沉为正气不足之象。今反见寸脉微而尺脉浮，尺脉浮表示肾阳来复，正复而邪衰，故曰"为欲愈"，这也是通过脉象来判断预后。

脉象对判断疾病的基本性质、基本趋势及基本预后都十分重要，所以它能起到一个把关作用。如若有人患外感表证，症现恶寒发热，并无里证，然其脉象却反现沉细弱，这就说明风邪所犯的部位很可能是少阴之表，此时这个沉细弱脉起到一个很好的把关作用，不会因其症现恶寒发热、无里证而误诊为三阳表证，也就不会只是一味地重用发散表邪的药物，而会结合助正药乃至补益药，甚至透表的药都不能用，而要用补药让机体慢慢康复起来。尤其是久病以后，体质虚而脉见沉弱的人，即使有流鼻涕、打喷嚏，也不要随意用发表的药，宁愿用些黄芪、肉桂。

通过以上讨论我们不难理解，脉诊是判断疾病性质最重要的依据之一，因而是中医辨证过程中最重要的诊察手段之一。

二、脉象是了解人体体质的重要手段

所谓体质，如果直译，可以理解为身体素质，即素来身体的基本状态和性质倾向。它主要包括身体及其主要脏器的组织结构的坚实度及大小等（例如肝脏大小、膀胱与腠理厚薄、筋骨劲强、“骨弱肌肤盛”等），身体各方面主要功能的状态与倾向（例如肝旺的木型之人、肾气强的强健之人、素体肝强脾弱之人等），体内生物活性物质的多寡、比例、相互之间作用关系的倾向性（例如多气多血、多血少气、阴阳平调、“阳气重”等）。也就是说，身体的基本状态和性质倾向，主要决定于上述三方面。从临床实际和现实生活来看，身体状态虽可有强弱之别，性质可有各种不同的倾向，但这些人均能维持正常的生活与工作，并未导致明显的病变过程，所以我们仍将其视为基本健康的人群，只是他们体质有差异而已。

另外，临床上有些病（尤其是较为复杂的难治病和慢性病）经治基本痊愈（西医各项检查已恢复正常，基本症状已经消失，已恢复正常工作与生活），但尚残存轻度余邪长期滞留体内，久而久之，中医习惯上亦将其视为一类体质因素。

在长期的临床实践中，中医体会到，当人体感受邪气之后是否发病及发病后形成的疾病性质，不但决定于患者感受邪气的强度与性质，而且很大程度上还决定于体质的强弱与倾向；同时，疾病形成后的发展、转归与预后，也在很大程度上取决于后者；甚至我们在治疗疾病时，都必须考虑体质的因素。因此，了解患者的体质状况与体质倾向，是中医生诊治疾病时必不可少的内容。欲了解患者的体质，除了从生活史、既往史和治疗史来了解，脉诊也是一种可靠的手段。

例如，通过脉诊来了解患者的体质倾向，并预测其好发病变之性质的例证，可以从下述例子中窥见一斑：20世纪90年代初，我由江西调至深圳工作，结识的人中有六个企业老板或处级干部，诊他们脉皆是脉浮弦大弹指，这反映他们的体质状况属于阳气偏旺，虽然他们并无阴虚的现象。西医每次体检也均无阳性发现，而且他们个个自我感觉可说是“超级良好”，他们共同的特点是吃得（食欲很好）、睡得、玩得、干得、性功能特强、身体壮实、红光满面、特别怕热，平时工作豪情满怀，精力充沛，极少生病，等等，一派阳气过旺的“生理现象”。从理论上讲，这种体质倾向的人，不但患病容易从阳化热，而且若其在生活和工作中无节制地“烦劳”，则可突发危证。因为此种体质之人脉象浮大弹指，说明其阳气毫无秘藏可言；加上其一派阳气偏盛的日常表现，可见其阳亢已达到了阴难承制的地步，若仍一味“烦劳”，则必致“阳气者，烦劳则张”，而进一步阳亢，一旦超过极限，极易阳亢无制，厥阳上行，化风突发，甚至暴死。到深圳之前，我已遇到过二三例此类人，结果均在毫无征兆的情况下暴亡，且均属心脑血管意外。因此我劝诫在深圳认识的这六位要养生，适当多运动，节饮食，多休闲，可惜的是，其中五位认为自己身体“特好”，而对此置若罔闻，不幸在二三年内相继暴亡，其中两例就死亡于正常吃饭（未饮酒）时，一例死亡于下中国象棋下得很高兴时，死前均毫无先兆。

人类作为自然界的一分子，要永远尊重自然，永远向自然学习，中医的治疗也好，养生也好，其最后目标是“以平为期”，其中就包括气血的平调，阴阳的平秘。兵来将挡，水来土掩，多去少予的治疗方法，并非上策，或者只是权宜之计，治病养生要因势利导，补偏救弊。所谓的“势”和“偏”，亦包括了体质偏向在内，为医者不可不察。而此种体质倾向，有时亦可通过脉象反映出来。

当然，上述的例子也可能不仅仅是体质的问题，甚至可能是隐匿性疾病的问题。也就是说，上述几位不幸的人，其脉出现浮弦大弹指时已经患病，只不过当时他们是隐匿性的心脑血管病患者，而体检难以发现，等他们病情进展到一定程度突发而已。如此一来，问题就变成了脉象能否发现隐匿性疾病。由于我在这方面苦于证据和经验还不足，远做不出结论，只能有待于将来的观察与统计。

三、中医临床医生必须精通脉诊

（一）中医医、教、研队伍脉诊水平的大致现状

我国中医大专院校毕业的中医专业人员，由于受到授课时数的限制，脉诊的理论学习时间过短，脉诊知识掌握不多，而毕业后难找到重新系统

学习脉学知识的机会，故其仅凭已有的脉诊知识与技能很难满足临床的需要。

科班毕业的专业人员，在校期间安排脉诊见习的时间过短，实习期间也常常难遇上脉学造诣很高的带教老师，分配工作后，又无系统学习脉学的机会。故有可能十几年过去，脉诊水平还几乎停留在实习的水平上。

学徒出身的中医专业人员，若授学于脉诊水平低的老师，则其水平难以超越老师，即使是授学于脉诊水平高的老师，其系统的脉学知识也不易形成。

传统中医脉学知识的研究工作，近年也有进展，例如前几年出版的李士懋、田淑霄所著的《脉学心悟》与徐迪华先生等所著的《中华脉诊的奥秘》就是例证。但从总体来说，历代脉学的文献整理的系统性、完整性和临床实用性，均有重大不足，造成了中医专业人员自学和提高脉诊水平的困难。

脉学的理论学习是一回事，脉诊的实际操作又是另一回事，若欲比较扎实地掌握脉诊这种难度较高，同时又非常重要的中医临床技能，不是仅读哪本书就可以做到的，它是一门实践技能，是一门硬功夫，是一门要在实践中反复训练触觉始能获得的细微感觉，如不经过 3~6 个月较为严格和正规的培训，难以达到准确候寸口脉的水平。然而，一个候不准脉的中医，不可避免地会大量出现误诊和漏诊的情况，诊疗水平也就不可能很高，甚至成不了一个合格的中医。

在实用的“脉象仪”发明之前，脉诊技能还只能靠口传身授地传承下去，否则此门非常客观、非常实用的中华技艺，就有可能失传！即使将来发明了很实用的“脉象仪”，很大程度上也得靠人去检验、校正、分析和发展。

中医专业人员，尤其是临床各科医生，一旦掌握了这项技术，其诊疗水平即会大为提高，误诊漏诊率即可大为降低。

（二）学好脉诊，终身受用

中医临床医生必须精通脉诊，是因为脉诊有很高的临床诊断价值；如果我们不精通脉诊的话，很多病人就会被我们误诊和漏诊，进而造成不良的治疗后果。如果我们想要提高自己的诊疗水平，想要提高疗效，想要使自己学的中医知识融会贯通，学好脉诊是不可或缺的环节。特别是没有现代理化检查手段或限制中医使用这些手段的地方，像香港的中医，如果不学好脉诊，不知道会有多么艰难，因为香港的中医只能用“纯中医”的手段进行临床诊疗。我曾在2006年深圳“国际脉学学习班”做过主讲教师，其中40%的学员来自香港，是停诊自费来听课的。学好了脉诊，医生的诊疗水平至少可以提高两三个档次，或者讲我们的临床疗效提高两三成没有问题，甚至成倍提高治愈率，不信，大家试试看？学好了脉诊，我们就会有比较。学好脉诊终身受用，没学好脉诊，终身被拖累，病人更深受其害，我们没有退路。

现在我们国内，如果中医疗效不好，可以打点激素对付一下，或者诊断不出是什么病，可以去拍个X线片、去做个CT。倘若现在我们中医没有这些现代的手段，怕是很多人难在中医队伍里混下去。如果说我们中医，大家都能够提高疗效，假如美国人、英国人的医院开在我们的诊所对面，我们一定可以抢得到他们的病号，这是毫无疑问的。现在做强比做大难，因为做强了，医生就有口碑，成了老百姓心里的“丰碑”，中医就会立于难败之地。取得老百姓的口碑，一定要靠疗效好，医疗服务的每个环节都不能脱漏，包括药物质量，包括熬药，等等，每一个环节都要搞清楚，尤其是脉诊要精准。

第三讲

关于“脉症真假”及“脉症从舍”

“脉症真假”及“脉症从舍”的问题，是关系到诊治的大法、患者的存亡、中医学中的大是非问题，所以不得不在此加以讨论。另外，独辟章节讨论此问题的理由还有以下三点：首先，“脉症真假”及“脉症从舍”的提法本身就存在很大的不足和错误；其次，这种提法或者相关的理论可能带来流弊，可能贻害我们中医不浅；最后，“脉症从舍”关系到我们正确理解脉诊价值的问题。

一、何谓“脉症真假”与“脉症从舍”

现在中医药大专院校教科书中所谓的“脉症真假”，是指疾病的现象——脉与症（包括症状与体征）有真有假。那么，何谓假症假脉呢？教科书似乎是这样认为的：那些属性与病证的本质属性相反的脉与症，即为假脉与假症。比如虚证出现了浮大脉，浮脉主表证，大脉则是正气充盛表现，因此，这里的浮大脉象本身的临床意义（属性）与疾病本质属性相反，因为此病证既不是表证，也不是里实证，而是里虚证。由此一来，我们做里虚证的诊断分析和判断时，就必须把“浮大脉”及其诊断意义舍去，另外依从与病证属性相吻的症状体征来做出正确的诊断结论。这种观点看似正确，其实不对！以下，我们就来讨论一下这个问题。

首先，我们前面所举的“浮大脉”，相对疾病本质来说，它属于“假象”或是含有假象成分的现象，则尚正确。如果将其认定为“假症”“假脉”，在概念上就容易和另外一些与疾病现象相似、却与疾病无关的“假症”“假脉”的现象相混淆。这类与疾病无关的“假症”“假脉”，比如剧烈运动之后，脉象变得很快，即“脉数”，它与病脉的“数脉”的表现一致，但此时的脉数与疾病无关，它不是病脉，因为得到休息很快可以消失，所以，这个数脉可以算作假脉。又比如，食用橘子、枇杷或吃药后出现的染苔，它并不是舌苔本身真正的颜色，这才是假症。这类假脉假症，才能从我们的诊断思考中舍去，而且是在了解清楚之后舍去。但疾病过程中产生的“脉浮大”，与这类假脉假症的概念是不能混淆的，更不能舍去。

二、所谓“假症假脉”，是真实而又客观存在的疾病现象，不能主观舍去

教科书上所讲的假症，就是刚才前面所讲的，跟本质属性不符，甚至相反的症和脉，那叫假症或假脉。既然脉症之间必有一真一假，那要对二者进行取舍吗？我认为不能！因为它们都是疾病引起的真实客观存在的现象，不能主观舍去。

每当谈论到“脉症真假”及“脉症从舍”的时候，教材和一些医家就会举《伤寒论》11条“病人身大热，反欲得衣者，热在皮肤，寒在骨髓也”的例子，说这是真寒假热，这个身大热是一种假热象，也就是说它跟真寒的本质属性正相反；在同一条中张仲景又举了另一类例子，“身大寒，反不欲近衣者，寒在皮肤，热在骨髓也”，临床上这样的病例比较少见，但是教科书上喜欢举的热厥的例子，在临床上就很多见了。热厥，体内很热，四肢厥冷。四肢厥冷，很像少阴、厥阴虚寒证的厥逆，实际上，它却是因为热邪内郁，格阴于外而出现的真热假寒的现象。分析完“身大热”与“四肢厥冷”这两个症状的形成机理后，假如要把它们称之为假症，继而要将它们舍去的话，就有个问题了，什么问题呢？

如果是阴盛格阳，就应属四逆汤证一类的病变，患者体内有真寒，体表却大热，相对病的本质来讲，体表之大热是假热，这是有点儿道理的；但是相对症状自身来讲，病人的体表热是真实存在的，不能讲它是假热，摸上去体温高，量上去体温也可以很高，或者有点儿高，并不是假有发热，而是真有发热。相对疾病本质来讲，真寒假热有些道理，但就发热这一症状本身而言，把外在的热象称之为假症，便毫无道理了，因它是真实客观

存在的症状体征。

倘若如此认识问题，脉症真假的确存在某些概念上的不清。如果说要把这种真寒假热的“身大热”从诊断过程中舍去，不纳入诊断的分析综合过程中去，更不纳入医生的结论中去，倘若这一步跨过去，从“脉症真假”再跨到“脉症从舍”，那就完全荒谬了，为什么？如果这些所谓的“假脉假症”舍掉了，那么诊断就没有根据，治疗就没有根据了。什么意思呢？如果说体外没有发热，或者脸上没有戴阳证的红色，那诊断为“格阳于外”就没有依据了。我们诊断“真寒假热证”的病理属性是：阴盛于里，且阳虚于里，故格虚阳于外（或“格阳于上”——戴阳），这个格阳于外的机理的诊断，还正是依靠外有“发热”和“两颧浮红”这两个“假症”做出判断的。当然，此时还常常需要一个把关条件：即其脉可现浮大。如果患者下利清谷，舌质淡，舌苔薄白，但欲寐，疲惫已极，倘若在这个情况下出现脉浮大，则更可以做出“阴盛格阳”的诊断。此时哪怕脸不红，哪怕没有身大热，也可以诊断格阳于外，其关键在于脉浮大。倘若按照所谓的“脉症真假”和“脉症从舍”的理论，舍掉“脉浮大”这个所谓的“假脉”，且舍掉“身大热”与“面红赤”这两个所谓的“假症”，那么格阳于外的机理就不能成立！如果舍掉这些所谓的假象，只能诊断为少阴虚寒，就不能诊断为格阳于外，必然导致误诊，并继而导致误治！

阴寒内盛，伤及了少阴的阳气，在这个基础上发生了格阳于外，就比少阴虚寒证这个病又更进了一层，更危险了一层，因其阳气外脱在即，很快就会出生命危险。如果不诊断为格阳于外，就没有理由用生附子，生附子有峻温劫阴、祛寒回阳的作用，回阳就是要浪子回家，要阳气回到一种固秘的状态，“阴平阳秘，精神乃治”，此时欲潜藏阳气劫阴回阳，必须用生附子。如果不诊断为格阳于外，就更没有理由用龙骨、牡蛎和参茸黑锡丹等药来潜阳了，因为龙骨、牡蛎、黑锡可以潜阳。因此说，无论脉症哪个“真”哪个“假”，都是从不同的角度反映了病情的真实一面，而且是做出辨证结论不可或缺的资料。脉症相反的时候，特别要脉症合参，而不是相反地做什么“从舍”！

三、所谓“假脉假症”，是从另一个侧面反映疾病本质，根本不能舍去

我们还是举那个热厥的例子，患者四肢厥冷，体若燔炭，胸口肚子很热，人很烦躁，口很渴，欲冷饮；一看舌苔，焦黑起刺；小便非常赤灼，小便黄得发赤，解小便时患者觉得尿道内甚为灼热；患者甚至还会大便秘结，或者大便灼肛，即大便解出来时好像烙铁烙肛门一样，一派的里热；但是，患者同时又出现四肢厥冷，这个时候用什么呢？如果大便秘结，用大剂量的承气汤；如果是口大渴，脉象很数，或沉数，用大剂量清瘟败毒饮，或用大剂量白虎汤，有的甚至用黄连解毒汤。似乎没有应该考虑四肢厥逆，四肢厥逆就是假象，四肢厥逆好像就应该舍去，这样讲对吗？这不对。为什么不对？

我们中医，是隔着肚皮看病，而西医则可依靠很多物理化学检查，深入人体内部，这种打开黑箱的认识问题的方法固然不错，但是医学对人体病变的认识可能是永远不完全、不完整的。我们只能抓到疾病主要的病因病机与病所。治病时，我们只要抓住关键的病所、关键的机理即可。如果我们要分析清楚身体所有点滴的变化，既不可能，也没有那个必要，过细则反而欲详反晦，重点反而不突出，没有了治疗的重点，面面俱到，什么药都加，作用反而就分散了，效果降低了。《内经》不是讲过“必伏其所主”吗？临床上，我们永远只能抓疾病的主因主机，主要的病变场所，主要的病变性质，就像我们刚才所举的例子，大热而四肢厥逆，要抓住疾病的本质是热极盛，我们就治其热盛，里热一清，自身阴阳调和了，病就好了。就好像西医开了一刀，病人的肚皮是自己长合的一样，又像肺炎打抗生素只能抑菌而不能消炎，炎症却是身体自己吸收了的一样，而常常不需用大量促进炎症吸收的药。实际上，大自然赋予了每个人自我调整和自我修复能力，病人的病被治愈和好彻底了，并不全部是我们医生的功劳，可能我们医生永远也做不到那么完美。因此，我们无论是诊断还是治疗，只能抓主要的，这是问题的一面，我们不可不知。

然而，我们能否这样认为：因为诊断只能抓主要的，所以诊察过程也

只能抓主要的脉症呢？甚至病情记录也做取舍，把那些“无关紧要”和“假症假脉”舍去不记录呢？结合上例，我们就可以将“手足厥逆”这个症状体征舍去不做记录了吗？我们说：不可以！为什么呢？因为什么是主因、什么是主机、什么是主要病所，那是依据所有的脉症及病情变化的客观情况分析以后的结论，在望闻问切的诊察过程未完成之前，在你对病情未全面了解之前，我们不可能知道什么是最重要的，我们更不能臆断哪些脉症是主要的。所以病人的临床表现是需要做完整记录的，同时，病人的症状体征是客观存在的，是必须忠实客观记录下来的，医生不能做人为的取舍，看到什么就是什么，否则我们很可能遗漏一些问题，很可能漏诊和误诊。即使记录里面有一些症状，我们一时解释不了，并不代表以后解释不了。做学问也好，临床工作也好，贵在实事求是；另外，倘若存在所谓的“假症假脉”，我们更不可以不记录、不分析，因为这些“假症假脉”往往提示更深层次的发病机理。

四、所谓“假症假脉”有时可提示更深层次的发病机理

正如前述“手足厥逆”这个症状绝对不能舍去，一个重要的原因就是它提示了更深层次的发病机理。张仲景认为“凡厥者，阴阳气不相顺接”（《伤寒论》336 条）。张仲景常常不在条文中做病机判断，但他一旦下病机判断，就有他的深度，而且抓得非常准。他对“四肢厥逆”一症所做出的“凡厥者，阴阳气不相顺接”的主要发病机理的论断，就非常准确。我们在前面所举的采用承气汤、白虎汤治疗的热厥证，其机理属阳气内郁，格阴于外，以致阴阳气不相顺接，从而产生热厥。

下面我们结合临床病例，来讨论手足厥逆所提示的深层次的发病机理。这是我 2006 年治疗的一个儿科病人，病人就诊时，喷射性呕吐，肚子痛，发高热，没有汗；一抽一抽，就趴在其父亲怀里抽动，即使是闭着眼睛要睡着的时候也在抽动；指头微厥，即指头冷，脉象浮弦数。太阴风湿表证应该手足自温，而这个指头寒怎么诊断啊？《伤寒论》151 条的“阳微结”可以出现“手足冷”——指头寒，用小柴胡汤，得屎则解，解了大便才会好，为什么用小柴胡？柴胡升发阳气，同时祛风解表，升发少阳的一阳。指头微厥，有经验的医生知道患儿接下来有可能会发作

惊厥，就是西医所讲的高热惊厥，病人惊厥的时候，会叫，会很恐怖，甚至会短暂的神志丧失，但很快就清醒了。那么，指头微冷的话，为什么提示可能会发作高热惊厥呢？因为热气内郁，阳气内郁，与阴气不顺接，而阴气倒反在外，在四肢之末，阴阳气不相顺接，就容易动风，为什么呢？是因为阴阳气不相顺接可以引起阴阳相争，此时患者即甚烦躁，而阴阳相争又可进一步导致阴阳的进退与动荡（典型的症状体征是厥热往来，在小儿时病与杂病中，即会一会儿手足冷，一会儿全身与手足均发热，甚至一日内反复出现数次），这种进退与动荡即是肝风的一种。我所举的患儿，是外风引动的内风，其机理为外风直中少阳经（所以呕与发热并现），由于寒（故无汗）风郁阻少阳的阳气（故指头微厥），造成轻度的阴阳气不相顺接，继而可阴阳相争（轻则寒热往来，重则厥热交替），最终才波及陷入厥阴（少阳与厥阴相表里），导致阴阳动荡而引起肝风内动（即惊厥、抽搐）。此便是外风引动内风、外感表证引起惊厥的重要发病机理。

外风引动内风这个机理，是 1998 年以后我在临床与理论学习中的收获，因为用这种机理指导，治好了很多疑难病，但讲起来比较复杂，在我们的教材和一些医家那里也没有讲到这么深，这么清晰，要理解这个机理就要首先知道内风是什么，这是关键。而要知道为什么外风可以引动内风，除了上述机理外，按道理还须先要知道什么是表风。体表的风，无论是太阳中风证的桂枝汤证，还是风热的银翘散证、风寒的麻黄汤证，绝不是体外的风吹进了患者的皮肤，没有这种可能性的，因为人的皮肤可以很好地防护外界的东西进入体内。表风，绝不是指吹进体表的外风，无论用现代科学讲，还是用古代科学讲，都没有这种可能。所谓表风，用张仲景的话讲是“邪风干忤经络”（《金匮要略》脏腑经络先后病篇）引起了营卫的不和，营卫的动荡，它就叫表风。为什么银翘散里加荆芥，不用荆芥可以吗，什么情况下可以不用荆芥等这些问题，如果大家顺着这条思路想下去，就可以迎刃而解。而里风主要是指气血的逆乱，例如《内经》所讲的“气血薄厥于上”，气血的逆乱，一会儿窜动，一会儿不动，这也是肝风的一种。气血的动荡，形成肝风，既可上逆发为头昏头痛，亦可下迫发为下利后重等。更深层次以及更危重的肝风内动是阴阳交争、进退、动荡引起的，在发热性疾病过程中，甚至那些引起昏迷的内风大部分都是阴阳的动荡引起的。表风一旦形成，其动荡的趋势就可以持续一段时间或者进而加重深入，即加重营卫的失和、深入即可引起气血的逆乱和阴阳的动荡等等。只有深入地理解了此间机理，才能真正理解肝风的性质、肝风引起的证候的各种临床现象，才能对风邪夹寒夹热的错杂证、寒热错杂证、阴阳错杂证很好地理解和治疗。

前面之所以讨论了这么多阴阳错杂、厥阴风动的肢厥证，是因为肢厥是厥阴病的主要常见症，而厥阴风动又有厥阴病的主因主机，这两类（肢厥与动风）看上去是似乎不相关的问题，通过“阴阳气不相顺接”发展到“阴阳相争、进退、动荡、化风”却紧密关联了，因此我们才能真正懂得，肢厥不但是寒邪伤阳、阳气内郁、痰饮郁阳、水郁阳气、寒热错杂等证的主症，诊断时我们不能舍去，即使是“热深厥深”的所谓“真热假寒”证的肢厥症（其实，重者还可以“通体皆厥”），我们在诊断时同样不能舍去，因为它是上述各种引起肢厥的证候的一种，是诊断“阴阳气不相顺接”机理的重要依据，而且它还是诊断热厥证有“格阴于外”机理的重要依据。我们在治疗热厥时，有时候必须加一些药顺接阴阳，比如阳明热深厥深证，我们在用白虎汤或承气汤时，应加乌梅和生地，以敛阴养阴，且酸甘防止化风；同时，我们就不难理解，吴鞠通的《温病条辨·下焦篇》在治疗“下焦温病，热深厥甚，脉细促，心中憺憺大动”的热深厥深、热极伤阴且格阴于外而动风的证候时，会选用滋阴填阴，同时又可重镇平秘以归藏真阴的三甲复脉汤了。其实下焦温热伤阴证不但可以出现“厥深”的“假症”，也可以出现“脉浮弦大”的类似于阳经实证的“假脉”。如果在上述情况下，我们在诊断时舍去肢厥、体厥、脉浮弦大这些所谓“假症假脉”，我们就不可能正确诊断和治疗，更防不住患者突然化风昏厥，由“阴阳气不相顺接”发展为“阴阳离决”，由阴阳相争发展为“阴阳两脱”而突然死亡！

综上所述，临床上客观存在的所谓“假脉假症”，是万万不能舍的，不但不能舍，而且在出现脉症相反的时候还特别要注意脉症合参！还要注意有没有什么特殊的情况，万万舍不得，一舍要出人命的！

五、脉症不符时，某些脉症可能是人体生理病理某些特殊的变异

从常识讲，我们都知道，世上没有什么百分之百、毫无例外的事，人类身体的变数尤其多，正常人身上偶尔也会出现类似疾病的表现，偶尔也有正常人出现类似于病脉的脉象。

首先是生理性的变异，比如生理性的六阳脉（脉浮大）和六阴脉（脉沉细弱），人一生下来就这样，不管生什么病，脉象毫无反应，六部脉始终如此。这没有什么，倘若说这是舍症从脉的例子，不对！这是脉象不能反映疾病变化的特例，特例就要特殊处理，怎么能提出由罕见的特例推导出一个似乎普遍适用的“脉症从舍”的法则出来呢？好像它成了普遍适用的一个口号、一个诊断的命题。六阳脉，脉象生来就浮略大，但一般不弹指，不管生什么病，就是这样的脉。生理性的变异，就像反关脉一样，就像一生下来的无脉证一样，都是生理性的变异，非要把生理性的变异扯到病理性的诊断来干什么呢？

其次是任何诊察手段都有不足。有时候脉象就反映不了疾病变化，脉象有盲区，但绝不是脉症从舍的问题，我们就老老实实地承认有些脉象反映不了疾病的变化，就跟有些疾病不会出现某些症状一样的，西医讲无痛性的胆石症在临床上占到了一定的比例，这个事实我们承认它就是了，而不在于强调把“无心下痛”在诊断某位胆石症患者时舍去。

当然还有许多特例，我们都可以讨论，也就是说任何自然科学都是通过现象来分析它的研究对象的本质的，毫无例外，每门科学都是这样。我们看到了理化的实验室现象，我们推想其中的原子结构，原子是分子深层次本质，但真正深到原子那一层，就发现原子它也是空的，也只是一个外象，它要进一步从更小的粒子（中子、质子）这样去分析它的本质，而这些本质也是通过物理实验中所观察到的现象去计算和分析得来的。我们拍的X光片，无非是透视的影像，也是现象；实验室的化学指标，无非是身体的代谢产物与化学试剂产生的化学反应的现象，我们都是通过这些特定的现象来分析疾病的本质。我们不能不承认客观存在的现象，我们也没有权力，没有资格去对客观存在的现象随意地做从舍，只有落后的科学

理论解释不了的现象，而不存在可以主观随意取舍的客观现象。正因为这样，中医某种程度更合理于西医。什么意思？中医的系统辨证观和整体观要求，临床医生必须尽量解释疾病过程中的每一个客观现象；而西医往往围绕病种抓住某一方面的本质，而忽略了（至少暂时不去探究）临床客观存在的很多现象。正因为这样，导致西医学大大落后于实际的需要。正因为这样，我们中医和西医都面临着发展的需要，否则我们的很多临床现象就没法解释。所以，从科学发展史的角度来看，对客观存在的现象做主观从舍的提法，至少不符合科学的发展史。

通过我们以上的对“脉症真假”与“脉症从舍”的讨论，我们也不难看出脉诊的诊断意义有多大！

第四讲

传统中医有关脉诊的基本理论

由于我们所讨论的重点,在于紧扣临床来讨论脉诊,所以从正常解剖和生理来讨论有关脉学的理论,我们只能简单地阐述。另外,有关各种病脉形成的病理理论,我们将在“各论”中加以讨论,此处亦不详述。

一、传统中医有关脉象形成的理论

(一)脉象形成与脏腑经络的关系

1. 与脉象形成相关的脏腑

与脉象形成关系最密切最直接的脏腑及器官组织是心与脉。脉搏的跳动源出于心,脉搏是心功能的具体表现。一般情况下,脉搏跳动与心脏搏动的频率、节律基本一致,但也有不一致的情况,比如脉象出现歇止,甚至脉骤停或无脉,有时心脏还是在跳动的。当血液由心脏排入脉管,则脉管必然扩张,然后血管依靠自身弹性收缩,压迫血液向前运行,脉管的这种一舒一缩功能,既是气血周流、循行不息的重要条件,也是产生脉搏的重要因素。所以脉管的舒缩功能正常与否,直接影响脉搏产生相应的变化。

另外,脉象的形成与肺、脾胃、心、肾有密切的关系,简单地说,各脏腑内贮藏的物质、各脏腑的功能,均为脉象形成的基础,其变化多可不同程度地引起脉象的变化。

2. 与脉象形成相关的经络

经络和血脉并非同一组织,但两者的循行途径或可相合,更可相分。经络中循行的卫气营血是脉搏形成的重要基础,其卫气营血的多寡及运行的状态，常可影响脉象的变化。在诸经之中，与脉象形成关系最密切的是手太阴肺经，在寸口的这一段经络的循行就与血脉重合，这也是我们脉诊“独取寸口”的原因之一。另外，遍诊法与经络的关系也很紧密，了解脉诊历史的人都知道，我们的脉诊就是从诊经络脱胎而来的。

（二）脉象形成与气、血、阴、阳、营、卫、津、液、精的关系

气、血、阴、阳、营、卫、津、液、精作为构成人体并维持人体正常生命活动的基本生物活性物质，没有哪一类不参与脉象的形成过程。脉象的形成是这些物质的质量与功能综合作用的结果。

营卫与经脉运行的关系密切，营行脉中，卫行脉外，脉象可以反映营卫的情况；经脉之中亦有气血运行，作为充盈脉管和形成脉管搏动的主要物质；而阳和气是推动血脉运行的关键的一类物质，所以脉象能反映人体气血的状况。阴是血的基础，血管里的血在一定程度上转了一个弯，反映阴的虚实，这也没有什么奇怪，阴血是紧密相关的两类物质；津液也要靠经脉的敷布，这也没有什么奇怪，所以脉象可以反映阴血津液的情况；因为肾阴肾阳在一定程度上可以反映到脉象来，在杂病、在漫长的慢性病之中，主要反映于尺脉；不言而喻，阴阳相合形成和补充的精，以及化生元阴元阳的元精的虚实，同样能反映到脉上来。

（三）脉象形成与病邪性质的关系

脉象形成与病邪性质的关系，比如寒邪凝闭，其脉象就紧，很多组织处于一种紧缩状态，脉象也产生紧缩的状态。像这样一类内容，要论述起来可以长篇大论，连篇累牍，大家可以参证本书中篇各论的“脉象的形成机理”。

二、传统中医有关脉诊部位与方法的基本理论

（一）遍诊法的相关理论

遍诊法，又称为三部九候诊法，是遍诊上、中、下三部有关的动脉，以判断病情的一种诊脉方法，上为头部动脉、中为手部动脉、下为足部动脉。上、中、下三部又各分为天、地、人三候，三三合而为九，故称为三部九候诊

法，但是下部的三候又分为上三候与下三候。

为什么要采用遍诊法？古代人切按颞浅动脉、尺动脉、足背动脉，上中下，天地人，其用意是，何处脉象有变化，便可以提示相应部位、经络、脏腑有发生病变的可能。现在，由于后世对寸口脉研究的深入，遍诊法就慢慢淡出了临床操作。但不等于说遍诊法没有价值，我们在掌握了寸口脉之后，可以学习和/或尝试结合采用遍诊法进行一些临床观察。遍诊法里面有很多理论，比如阳气上部应天、下部应地之类；有很多理论，还涉及人与自然的关系，但真要深究起来却太复杂，比如人是怎么生成的，人先有六经，三阴三阳，才有人体……，中医所谓先天八卦，后天八卦，这里面很多很深的东西。我们可以在将来临床之余，自己慢慢用功，开卷有益嘛。另外，由于我对于遍诊法的研究也不深，积累的经验也很少，故此处从略。

（二）独取寸口的相关理论

独取寸口的理论，主要是《内经》里面讨论的"何以独取寸口"的论述，《难经》里面也有，就是强调肺朝百脉的功能作用。实际上独取寸口，是通过候手太阴肺经之脉，反映整体的生理病理变化。一是由于寸口脉位于手太阴肺经的原穴部位，是脉之大会。手太阴肺经起于中焦，所以，在寸口可以观察胃气的强弱；二是脏腑气血皆通过百脉朝会于肺，肺朝百脉嘛，所以脏腑的生理病理变化可以反映于寸口脉象的变化之中。

（三）寸口分三部的相关理论

寸口之所以分三部，以及分三部的演变，在《难经》《脉经》及后世的脉学著作里面有很多演变，就一般而言，左手的寸关尺分别对应于心肝肾，右手的寸关尺分别对应于肺脾肾（或命门），但就临床而言，其中一些能够对应得上，还有很多对应不上，我们要具体问题具体分析，千万不能生搬硬套。

比如，小肠是不是对应右关之里？的确是有这样的讲法，一根右脉的脉管，它的内侧就候小肠，外侧就候大肠，这在理论上是有的，但在临床上有没有实用价值？我做不出结论，因为我几乎没有用过。当然也可能是我没有细心体会，因为寸口脉的关部已经能够候胃、大小肠，就是一个关部脉，一个指头，我分不到那么细。其实，我在年轻的时候，也注意推内推外，但找不出差异，可能是我手指头的感觉的问题。病人的左脉，我也曾经由内而外，由外而内地推寻，关脉的内侧与外侧相比，也没有发现特殊的诊断意义，因此，以后就放弃了继续探究是不是小肠对应右关之里之类的问题。因而这部分理论问题，我也没有资格去讨论。

第五讲

脉诊操作规范

一、订定严格的脉诊操作规范的必要性

（一）脉诊操作不规范的不良后果

中医脉诊操作过程是否规范，直接影响脉诊结果的准确与否。教材上虽对此有明确的要求，但因种种原因，学习者重视不够，导致未能严格掌握脉诊操作程序，造成候脉不准，甚至一辈子也候不准脉的情况普遍存在。

诊脉是一种技艺，是一种手下硬功夫的诊察技能。它像所有的技术一样，有它的技术要求，有它的操作要领和操作流程。倘若不知道这些要求，没有掌握这些要领，没有规范而严格地按照正确的流程操作，就永远不能真正掌握这门技能。这就如同弹钢琴、拉小提琴、绘国画一样，没有正规的指法、弓法、各种运笔方法，甚至连握弓或握笔的姿势都不对，却想在弹琴、拉琴或绘画方面达到很高的艺术造诣，这是不可能的；这也像外科手术技术一样，倘若手术技术不是训练有素、手术不按操作规范或步骤，甚至连手术刀切割的方向都掌握不好，用刀的力度也不能适度，而想手术做得很漂亮，这也是不可能的。如果没有经过严格的脉诊技能训练，却想候清、候准脉，这也是根本不可能的。

由此可见，脉诊操作的不规范，直接导致的不良后果是我们不能真正掌握脉诊技能。由于脉诊不仅是中医诊断疾病的重要手段之一，而且是诊断结论成立与否的最后把关手段，是判别真假，鉴别病因、病机、病所的重要依据，所以未真正掌握脉诊的直接后果，是我们常常会辨证不正确、

诊断错误，因而很容易造成治疗的失误。

令人始料未及的是，由于不少中医院校未对学生进行严格正规的脉诊操作训练，致使其中不少人在步入中年之后，其诊脉只是徒有其表，而且其中有的人因自己没有切实的临床诊脉体会，反过来怀疑脉诊的可靠性，甚至公开宣称“脉是假的”。虽然，这种“凡是我不认得的字就不是个字”的“英雄气概”，不值得我们花大力气去辩驳，但由于不少人不精于脉诊从而影响诊疗水平，耽误了患者的康复，却是我们中医界应该高度重视和必须改变的。我认为除了开发高仿真现代化的“脉诊仪”外，现在还必须开办脉学班、脉诊班，而且这些班首先就必须从“脉诊操作规范”培训起。

（二）临床中医生必须养成良好的脉诊操作习惯

在一定程度上可以说，脉诊是中医诊断技术中唯一一种难以掌握的技术。根据我的经验，依照临床中医生情况，若他每天能认真诊察 15 个病人以上，且经常能看到时病和危重病，又能静心细致地体会诊脉时的指下感觉，且能跟随脉诊造诣较高的大夫并得到指点，一般 3~5 个月即可掌握脉诊的基本技能。然后，在长期的执业过程中，结合书本理论慢慢体会脉学和脉诊，一般均能成为脉诊乃至脉学的高手，甚至可能有自己的新发现。但是要达到这种境界，还须有一个必不可少的条件，即他的脉诊操作必须是严格而规范的。

其实，无论是初学者要掌握脉诊规范的操作流程也好，还是彻底纠正以前多年养成的不正确的脉诊手法也好，只要在最初几天认真学习操作规范，以后每次都认真依循，久而久之即可养成良好的诊脉习惯，这根本就不难！一旦形成了良好的习惯，不但可以缩短掌握几十种具体脉象的学习周期，而且可以较为熟练，从而大为提高诊疗水平。由此一来，既可普惠于患者，自己也可以终身受益。

二、脉诊操作流程与操作规范

（一）操作准备

诊脉前应选择比较安静的诊室，准备脉枕备用。脉枕制作要求：要柔软，具有一定弹性；脉枕外包布类织物或皮革。布类宜加布套以便定期清洗；皮革宜软且薄而光洁，以便用 75% 酒精经常擦拭消毒。脉枕内填物可用木棉、弹力棉或羊绒，高度约为 2.5cm，压下去的高度以不超过 2cm、不低于 1.5cm 为宜，以便适合一般成人置腕候脉（参见书末彩图 1、彩图 2）。

医生应修剪指甲，避免诊脉时留下指甲痕，甚至挠痛患者。

诊脉前，医生必须让患者在较为安静的环境中休息片刻，以减少各种因素的干扰，这样诊察到的脉象才更符合原本的生理或病理状态。

诊室应尽可能保持安静，有条件时，采取一对一的诊察方式，更有利于患者的放松，有利于获得更加准确的脉象信息。

（二）操作方法

1. 患者体位

诊脉时患者应取正坐位或仰卧位，正坐位时，身体不要倾斜或扭转，手足、臂、躯干与腿应比较舒展（参见书末彩图 3）。

2. 医生体位

医生侧对病人（参见书末彩图 3）。

3. 平息

医生在诊脉时注意调匀自己的呼吸，即所谓“平息”。一方面医生保持呼吸调匀，清心宁神，可以以自己的呼吸计算病人的脉搏至数；另一方面，平息有利于医生思想集中，可以仔细地体察与辨别脉象。病人亦需平息，特别是一些比较烦躁、话较多的患者，必须待其平心静气后，再行候脉。候脉时患者不宜讲话。

4. 平臂

患者前臂自然向前平展，微微旋内 30° 左右，前臂和腕部应与心脏置于同一水平；手腕伸直，手掌自然向侧上，手指自然放松，腕关节轻松放置于脉枕之上，使寸口部位充分伸展和凸显，局部气血畅通，便于诊察脉象（参见书末彩图 4）。

5. 左候右，右候左

即以医生的左手候患者的右手寸口脉，以医生的右手候患者的左手寸口脉。

6. 医生指法

诊脉指法主要包括有选指、布指、运指三部分（参见书末彩图 5—

彩图7）。

（1）选指

医生当用左手或右手的食指、中指和无名指三个手指的指目候脉，指目是指尖和指腹交界棱起之处，是手指触觉较灵敏的部位。诊脉者的手指指端要平齐，即医者将三指置放于寸口脉管处时，三指的指目应处于同一水平，且三指顺着患者脉管纵向排成一条直线；手指略呈弓形，与受诊者体表呈45°~60°为宜，这样的角度可以使指目紧贴于脉搏搏动处（脉脊）。

（2）布指

医生诊脉布指分两步操作：先中指定关，然后分别布食指与无名指于寸部和尺部之上。

所谓中指定关，其实是先尽量选准每个患者关脉的具体位置，然后布中指于关部脉之上而完成“定关”。准确的关脉位置，应正好对应尺骨小头。也就是说，一般人寸口脉这一段桡动脉是呈一条直线的，如果我们以尺骨小头的顶点向寸口脉作一直线，那么，此直线与寸口脉近皮肤处的交叉点即为关脉的中点。所以，我们在临床上操作时往往有两种找关脉中心点的办法：一是中指循手背法；二是拇指对应三指法。找准关脉的中心点后，医生即将自己的中指指目的中点按照关脉的中点落下指头，此即完成了“中指定关”。

布指的第二步是布食指与无名指。即医生定好关后，将同一手的食指指目置放在关前（腕侧）定寸，无名指按在关后（肘侧）定尺。

在布食指和无名指的时候，要注意三指的疏密要与患者手臂长短及医生手指粗细相适应，如果病人的手臂长或医者手指较细者，布指宜疏，反之宜密。定寸时可选取太渊穴所在位置（腕横纹上），定尺时可考虑比对寸到关的同等距离确定关到尺的长度，以明确尺的位置。所以寸关尺不是一个点，而是一小段脉管的范围。

（3）运指

在临床诊脉时，医生运用指力必须注意力度的轻重和力度的变化，必要时指目还必须在原位上进行小范围的挪移，甚至布指的位置还必须适当变化以体察各种脉象。常用的指法有举、按、寻、循、总按和单诊等，注意诊察患者的脉率（单位时间脉跳的次数，即至数）、脉律（均匀度、是否歇止)、脉位(浮沉等)、脉体(大小、长短、曲直等)、脉力(脉搏搏动的力度)、脉势(脉搏的流利度与紧张度等)及左右手寸关尺各部表现。

常用具体指法:①浮取,是指医生用较轻的指力候脉的方法。所谓“用力较轻”,是说医生轻轻自然地把三个手指放在寸口脉的寸关尺部位,用摸触皮肤的力度接触到皮肤,这个力度叫浮取。亦称“轻取”或“举法”。②沉取,是指医生用较重指力候脉的方法。所谓“用力较重”,是说医生按到指下明显有抵触感(脉下肌肉抵触)时,即已按到位了。此法又称“重取”或“按法”。③中取,指力与位置均介于浮取和沉取中间的候脉方法。一般亦将此法称为“寻法”。④寻法,严格的“寻法”是指切脉时指力从轻→中→重,或从重→中→轻,或加上左右推寻,反复寻找脉动最明显的部位,找到后,即在此处静静地细候其脉,直到最后体验真切究属何种脉象为止的全过程。一般“寻法”,多在“中取”部位或稍作轻重调整的位置,偶尔采用较“重取”更大的指力“推筋着骨”寻“伏脉”,或移位寻反关脉等。⑤循法,是指切脉时三指沿寸口脉长轴循寻,诊察脉之长短,比较寸关尺三部脉象的特点。此法一般是在操作“寻法”时采用。⑥总按,即三指同时用力诊脉的方法。以便从总体上辨别寸关尺三部和左右两手脉象。总按时一般指力均匀(即三指用同等力度按脉),但在特殊情况下亦有三指用力不一致的情况。⑦单诊,即用一个手指诊察寸关尺三部中的一部脉象的方法。主要用于分别感受寸、关、尺各部的脉象。一般单独采用食指候寸脉、中指候关脉、无名指候尺脉的方法。另外,半岁以内小儿的脉诊,亦常单指诊法加循法候寸关尺三部脉。

指法的运用次序:

用“浮取”法总按三部→用“中取”法总按三部→用“沉取”法总按三部→调整后(根据已感觉到的患者脉搏的浮取力度与沉取力度来调整中取的力度与位置),再用“中取”法总按三部→回到“浮取”法总按三部→再行“中取”法总按三部→再行“沉取”法总按三部→三指定格于“寻脉”(直至候清其总体脉象为止)→食指“浮取”寸脉→食指“中取”寸脉→食指“沉取”寸脉→食指定格于“寻脉”(直至候准寸脉为止)→中指同食指候寸脉法候关脉→无名指同食指候寸脉法候尺脉→结束。

7. 切脉时间

每次诊脉，每手的诊脉时间一般应不少于 1 分钟，两手以 3 分钟左右为宜。难以在短时间候准的脉象，时间尚需延长。诊脉时需注意每次诊脉的时间应在五十动以上，即在指下感觉脉搏的跳动不少于 50 次，一则有利于仔细辨别脉象变化，再则切脉时初按和久按的指感有可能不同，且以稍久按的指感更为清晰可靠。所以切脉的时间要适当长些。

至于一日之中何时诊脉为最佳，《内经》认为清晨是诊脉的最佳时间，《素问·脉要精微论》曰："诊法常以平旦，阴气未动，阳气未散，饮食未进，经脉未盛，络脉调匀，气血未乱，故乃可诊有过之脉。"然而，能于平旦之时就诊的患者很少，医者在平旦时能为患者诊视者就更少。为此，诊脉的时间不能拘泥于平旦这个时辰。虽然如此，但《内经》所提出的原则还是有其合理性的，因为清晨尚未饮食及活动等，体内外环境都比较安静，气血经脉受到的干扰因素最少，故容易诊得患者的真实脉象。所以，诊脉时要使患者处于平静的环境之中，即诊脉之前，先让患者休息片刻，使呼吸调匀，心情平静，同时诊室保持安静，以利于医生体会脉象；另外，诊脉的时间，最好是不要选在刚进食之后，尤其不能选在暴饮暴食之后。

8. 小儿脉诊法

小儿寸口部位甚短，8 个月内小儿，一般用"一指（拇指或食指）定关法"，再用"循法"分候三部。一般书籍认为，3 岁以内的小儿均可采用"一指定关法"，甚至认为只须观其指纹，不宜候脉。其实只要反复训练，适当密布三指，或大致总按后，分别用食指、中指、无名指单候寸、关、尺，均能候准小儿的脉象。我的体会是，虽然小儿食指指纹诊断方法有其独到的价值，但若能候准小儿脉象，其诊断意义则较小儿指纹的诊断意义更为确凿，诊断范围也更广。

以上所言，即为脉诊的操作规范，但此事知易行难，所谓"在心易了，指下难明"，若要真正掌握高超的脉诊技艺，除熟知脉学理论、正确的脉诊操作外，更重要的是为医者长期细心的临床体察，以及及时的经验总结。

第六讲

脉象分类的客观依据

脉象分类的客观依据，这是我们讲的重点，这是大家学习脉诊入门的一节课，希望大家能够听懂和熟悉，不要死记硬背，因为这部分内容，我们以后还会重复，在进入实践之前，我们必须进行一次必要的重复，今天只求大家听懂。这次我们脉诊班要讲41种脉，那么就有人讲：一根脉管，两寸不到，三部九候，二十八脉，匪夷所思，实在荒唐！一直在我们那里看病的一个高干的家属，她的表妹中医硕士毕业了，这位硕士认真地告诉表姐："你不要听姚教授在那里胡诌，脉象肯定是假的。"持这样观点的人还不少啊！

脉象分那么多种是不是玄想出来的？我想先回答这个问题：这几十种脉是怎样分出来的。那么，中医脉诊分类出来的几十种脉象是否真实存在，答案就自明了。下面，我们详细讨论一下脉象分类的基本依据，这个分类依据主要是针对病脉而言的。

一、脉象分类的客观依据

其实，中医将脉象分为正常脉与异常脉（病脉）两大类，同时把病脉分类出几十种，一点也不玄乎，一点也不匪夷所思，因为其均是根据诊脉者指尖的感觉来分类的。

众所周知，人体体表的脉搏的搏动，是可以被自己和别人手指感触到的。寸口脉属于人体比较表浅的脉搏之一，其搏动的各种情况，比如脉搏的快慢、节律、力度等，是能较清晰地被人手指触觉所感知的。而脉象的分类，乃至几十种病脉的确立，正是依据诊者指尖感触到的脉搏搏动的情况差异所作出的，这正像人类视觉可以区分不同颜色一样，是客观的和可靠的。

通过我们的指尖感觉（主要是触觉），至少可以从脉搏搏动中体会到六种情况，即脉搏的位置、形状、速率（快慢）、节律、力度和来去之势（如来的时候的紧张度等）。《中医诊断学》中的脉诊，正是依据脉搏这六方面的差别和变异，将脉搏区分为正常脉象和异常脉象（即病脉）两大类，并进而将病脉分类成几十种不同的具体脉象。

二、正常脉象确立的客观依据

完全正常的脉象，与完全健康毫无疾病的人一样很少见，我几十年来仅遇到过七例，这还可能与我成天接触病人有关。

所谓正常脉象，是指无论从脉位还是脉体，以及脉律、脉率、脉力或脉势来看，均属正常的脉象。以下我们以寸口脉为例来解说之：

1. 脉位正常

所谓脉位，主要是指自己或别人的指尖能感觉到脉搏明显搏动的位置。而所谓脉搏的位置，又主要是指脉搏搏动位置的浅深，即我们前面在脉诊操作的规范流程中所讲的，脉搏明显搏动的指感处于浮取、中取、沉取的哪个位置上。

我的体会是：标准正常脉象的脉位，处于浮取与中取之间而又挨近浮取的位置，到中取与沉取之间又挨近沉取的位置，两者之间，均有明显的脉搏搏动；同时，浮取与沉取时脉搏搏动明显的程度以及力度，则弱于上述位置。这就叫脉位适中——正常。

必须强调指出的是，正常脉象虽然脉搏搏动的位置适中，但它必须“有根”。此处所谓的脉“有根”是中医脉学传统的提法，即指沉取时，依然在指下感到脉搏有轻微的脉搏搏动，包括尺部脉亦能感到搏动。

有极少数健康人（占正常人群的概率我们没统计）一辈子的脉象是浮取明显、中取稍差、沉取更差（与病脉中的浮脉相类），甚至比浮取还要表浅，但长期无病，传统中医称这种脉象为六阳脉，属于正常脉象中的特殊情况。

另外，有极少数健康人与六阳脉的情况正相反，其一辈子的脉象是沉取明显、中取稍差、浮取则无（与病脉中的“沉脉”相同），亦长期无病，这在传统中医中称为六阴脉，亦属正常脉象的特殊情况。

上述两类终生为六阳脉和六阴脉的人，在罹患一些临时性的疾病时，脉象的脉位可以不随疾病性质改变。这种现象非常奇怪，个中缘由，我尚未琢磨出究竟。

还有两种属于正常脉象的特殊脉位，即反关脉和斜飞脉，这部分内容我们将在各论中的“脉位变异”P78 中讨论。

2. 脉体正常

所谓脉体，是指指下感觉到的搏动脉管的形体与形状，包括脉的大（粗）、小（细）、长、短、曲、直。

正常成人寸口脉象的脉体为：第一，直行，即寸、关、尺三部在一条直线上；第二，寸、关、尺三部均有明显的搏动；第三，指下感觉其粗细约 3mm ± 0.5mm（小儿则按身高、臂粗与成人的大致比例缩小）。

正常脉象可以与上述标准稍有偏差，如脉搏形体粗细还允许 ± 0.2mm 的偏差，等等，就属此类；另外，脉搏的长度长于寸、关、尺三部，尤其尺部脉搏向后（向肘部）稍延长，亦应视为正常脉象。

3. 脉率正常

所谓脉率，即脉搏搏动的速率，医学上习惯用每分钟脉搏的次数来计算。

成人正常脉率一般在 60~80 次 /min，少数坚持较高运动量之人的脉率可以少到每分钟 50 次左右。婴幼儿每分钟可稍快 5~6 次。

4. 脉律正常

所谓脉律，是指脉搏搏动的节律。

正常脉象的脉律整齐，即指下感到每次脉搏之间的间隔时间均等。脉搏一次一次保持均匀的节律搏动，没有一次脱漏或歇止。

5. 脉力正常

所谓脉力，即脉搏搏动的力度。

正常脉象的脉力，是指在指下能感到脉搏搏动明显，既有弹力，而又柔和。此即传统中医脉学中所说的脉“有胃气”，是正常脉象必须具备的特征。

6. 脉势正常

所谓脉势，主要是指脉搏搏动的流利度和脉搏搏动时脉管壁的紧张度。所谓脉搏的流利度主要指指下感到的脉管内血液流动的流畅度以及脉搏波传递的速度。

这里须稍作解释：血液流动的流畅度，其实好理解。随着近几十年血液流变学研究的进展，血液黏稠度等已被医药界专业人员普遍理解和接受，血液黏稠度升高，往往造成血液在血管内流动的流畅度降低。中医所讲的血痹与血瘀凝滞，也很可能包括了血液流畅度的问题。生理学早就观察到在肠系膜微细血管中，流动血液的流畅度可以有明显的差异。诸如此类以及更多的证据，都很充分地证明了有些疾病可以改变血管内血液循行的流畅度，因而正常的与异常的血液流畅程度是不同的。一个受过充分脉诊训练的人，在指下是可以较清晰地感觉到寸口脉中血液流动的流畅度的。

有关动脉脉搏波的传递速度，生理学上亦早有研究结论，即每秒0.8~1.2m。也就是说，动脉脉搏波低于0.8m/s或高于1.2m/s，一般即属异常。

中医脉诊中所讲的脉流利度，可以主要表达为脉的来势的流利度，所以可以简称为“脉势”。如果我们在脉诊操作时能够做到潜心细致地体会指下感觉，并数十次以上和长期对照滑脉（较正常脉更流利得多的脉象）、正常脉象（流利脉象）与涩脉（来势很不流利的脉象），我们就不难发现，所谓脉的流利或不流利，实际上是指诊脉者指下的这样一种感觉：无名指感到尺部脉搏动后，又迅速从中指和食指先后感到了关部和寸部的脉搏搏动，这就叫脉流利；反之，若无名指感到尺部脉搏动后，却“迟迟”才能等到中指触及关部脉搏的搏动，然后又隔“良久”才能在食指感到寸部脉的搏动，这就叫脉不流利（最不流利的病脉叫涩脉）。也就是说，每个脉诊造诣较高的诊脉者，指下会清晰感到脉象不流利的患者的寸口脉，其脉搏的搏动从尺部→寸部的“传递”速度，会较流利脉象者慢，时间会延长，这就是传统中医脉学中所说的“脉来艰涩”的含义，甚至艰涩到如用“轻刀刮竹”那般。这种从尺脉→寸脉来势的艰涩，脉搏由尺部→寸部“传递”的速度变慢，即时间延长，无疑用血液在血管中的流畅度以及脉搏波传递的速度降低来解释，才比较合理。

当然，我们所说的脉搏由尺部→寸部传递的速度变慢和时间延长，以及我们用“迟迟”和“良久”来形容寸口脉三部脉搏动的相互间隔时间延长，用了相对夸张的词汇，因为延长的时间难超过 0.2 秒，甚至不到 0.1 秒，这种微小的时间差异是不容易体会得到的，所以自古以来就有“涩脉难候”的说法。但是，只要你训练有素，潜心体会，在熟练掌握脉诊之后，只要遇上不流利的脉象，落指不久你就能感觉出来。

与不流利脉相反，有的人其脉过于流畅，寸口脉的脉搏搏动从尺部→寸部传递时间非常短，速度很快，亦为一种病脉——滑脉。

所谓正常脉象，其脉的来势就比较流畅，甚至可以软中带有微微的滑脉之象。

“脉势”还包含有脉搏搏动的另一种势头，即脉搏搏动时脉管壁的紧张度，亦即脉管壁此时是处于痉挛状态还是松弛状态。所谓“正常脉象”，它的这种“脉势”往往是处于较松弛的状态，即“脉和软”。

统而言之，所谓“正常脉象”，除去我们前面所谈到的特殊情况外，一般是指寸口脉的脉位正常，同时其脉体、脉率、脉律、脉力、脉势均为正常的脉象。其指下感觉一般是脉位适中，脉体直行、指感直径 3mm ± 0.5mm、寸口三部脉搏满指，脉率为 60~80 次 /min，脉律整齐、无搏动脱漏，脉力有明显的弹力而柔和，脉势流利而又和软。

反之，如果脉象在上述六方面出现一方面或一方面以上的异常情况，即为“异常脉象”。临床上的病脉，均属“异常脉象”范畴。

7. 正常脉象的变异

脉象受年龄、性别、形体、生活起居、饮食、劳逸和精神情志等因素的影响。机体为适应内外环境的变化而进行临时性的自身调节，因而可以出现各种生理性变异。当然，这些脉象的变异，往往是在一定允许范围内的，或是暂时的。这些变异，不能视为“病脉”。详见各论中“正常脉象的正常波动与变化”一节。

三、异常脉象（病脉）分类的客观依据

异常脉象的确立，与异常脉象被传统中医分类成几十种，同样也是依

据的指下脉搏搏动的脉位、脉体、脉率、脉律、脉力、脉势这六方面的感觉差异，就像视觉来分类颜色一样客观，并无任何奇特之处。

（一）脉率（数、疾、迟、缓）

首先，中医从脉搏的速率对脉象进行了分类，一呼一吸五至，相当于每分钟 80 次以内 60 次以上就是正常速度。临床上，中医依据脉搏速度的快慢分出了四种脉象：如果一呼一吸五至到六至，相当于每分钟 80 多次、90 来次，就是数脉；一呼一吸四至，那就是缓脉；一呼一吸四至以下，50 多跳都不到，即属脉迟，我见过最慢的，只说我见过最慢的，一分钟 30 跳，就叫作迟脉；一呼一吸七至以上（成人），即成人的脉搏持续在 120 次 /min 以上，这就叫疾脉。你看，依据脉搏的速率就分出了这里四种脉象，这不奇怪啊！

（二）脉律（促、结、代、三五不调、乍数乍疏）

脉律，即脉搏的节律。正常脉象，其脉律基本是整齐均匀、中间无脉搏脱漏（中医称为“歇止”）的。根据脉跳的节律的异常能分类得出哪些脉象呢？

首先一种就是代脉。所谓“代脉”是指脉搏在指下的感觉为跳几下，停一下，跳几下，停一下，脉搏还匀，不过中间有间歇，相对来说它跳几下才停一下，次数是固定的，例如跳 5 下停 1 下，跳 5 下停 1 下，很固定，这在中医叫“止有定数”，代脉就是“止有定数”的节律异常脉象。西医所说的期前收缩与脉搏的脱落均可出现代脉。

还有一种是促脉。所谓“促脉”是指脉搏出现“数中一止”的节律异常脉。数即快，脉跳快而中间有间歇，就叫作促脉；如果迟脉中有一止，那就叫结脉。在传统的说法上，促脉和结脉不一定“止无定数”，有可能脉搏跳 10 下停 1 下，跳 10 下停 1 下，持续一段时间，而后又跳 7 下停 1 下，跳 5 下停 1 下，即跳几下停一下并不固定，可以讲就是“止无定数”。促、结脉就是这样分的，跳跳停一下，跳得快当中停一下，叫促脉；跳得慢当中停一下，就叫结脉。

“三五不调脉”教科书上没有，此处所说的“三五不调脉”，不宜理解为书上的怪脉、奇脉、雀啄脉等，因为这些怪脉是出现在危症中的濒死脉象，而这个“三五不调脉”就是脉搏不匀，有时“嘟嘟嘟”来三下停一下，有时“嘟嘟嘟嘟嘟”来五下停一下，一会儿快，一会儿慢，兼有歇止，一会儿跳得很慢，停一下，一会儿脉又跳得很快，又停一下，这叫三五不调。有些属西医所讲的室上性的期前收缩，有些是频发性的室性期前收缩，这种脉相当多见，这种脉不好用促脉和结脉来描述，而用“三五不调脉”来命名更合理。这种脉也有一定的特定诊断意义，它主要是气血虚夹有风，或夹有瘀，或夹有痰饮，它的诊断意义好像比较明确，所以我们单独把它列出来了。这也是节律异常形成的一种脉象，我们采纳了姚荷生教授对此脉的命名，称之为“三五不调，时时歇止”。

还有一种乍数乍疏脉，这种脉可以不停搏。三五不调脉在搏动中有停搏，促、结、代脉也皆有停，而“乍数乍疏脉”在脉跳中间不停，它没有脉搏脱落，没有歇止的现象，只是一会儿快，一会儿慢，有些类似于西医讲的窦性心律不齐。明显的窦性心律不齐的脉象，吸气的时候心跳和脉搏就快，呼气的时候就慢，可使脉搏表现为“乍数乍疏脉”。但是，乍数乍疏脉的快慢差异一般比常见的窦性心律不齐的快慢差异更显著，更不仅仅出现于窦性心律不齐之中，甚至出现于西医所讲的功能性或器质性心脏病中。这种脉象也是脉搏节律不齐所致的，称作乍数乍疏脉。

综上所述，从脉搏的节律异常又分类出了五种脉象，即促、结、代、三五不调和乍数乍疏。这总不能说，一根脉管分五种脉象，再加上前面分出的四种脉，这九种脉，莫名其妙，这有什么莫名其妙啊，一点儿也不莫名其妙！更不能说这九种脉是假的。

（三）脉位（浮、沉、伏；附：反关、斜飞）

所谓脉位，是指寸口脉的位置，主要如位置的浅深、脉的走向异位等等，由于脉搏搏动的位置不同，故可以分类出数种脉象。

我们在前面“脉诊操作规范”中讲过，中医在候脉运指时有浮、中、沉的指力差别，如果你浮取的时候，指下感觉的脉跳最显著，中取没有那么显著，沉取显著度又进一步降低、力度也降低，那就叫浮脉，即所谓“举之有余，按之不足”，指下明显感到脉搏搏动的位置比较表浅。

如果情况相反，你接触患者的皮肤，摸清楚了其皮肤的厚度，没有感觉到患者的脉跳，或脉跳感不显著、力度很小，到中取才有了较为显著的脉跳，沉取则最为显著，这就叫沉脉。也就是说，沉脉是要用一定力度在深层次感觉才明显的脉，脉位较深的脉象才叫沉脉。伏脉呢，深层次感觉不明显，要用很大力气，就是你摸脉时感觉到肌肉骨头都有点抵抗你的手指尖了，在这个基础上再加一分力，才能明显感觉到脉跳的，就叫伏脉。李时珍形容“伏脉”的用词“推筋着骨寻”是对的，这种脉搏明显搏动的位置较沉脉更深。

如此一来，根据指下脉搏搏动最显著的位置的深浅，又分类出了三种脉象，即浮脉、沉脉、伏脉。

附：反关脉、斜飞脉

另外，有的人还有生理性的寸口脉生长异位，传统中医脉学称为反关脉、斜飞脉，它们属于生理范畴，不属病脉。

（四）脉体（大、细、长、短、曲、双）

中医脉诊对脉象分类的第四个依据是脉体。所谓“脉体”是指脉之形体，脉的形状。即在医生的指下感觉：有的人脉体粗，有的人脉体细。由于人的遗传基因导致绝大部分人、99% 以上的成年人脉管粗细都是相接近的，一旦患病，脉内气血的多少或充盈度就有可能改变，加上其他改变，则指下粗细感可变，所以脉的粗细能够诊断部分疾病性质。

脉象粗有多粗呢？脉象最粗者在我们的指下感觉上有点像通常的筷子那么粗，这就叫大脉，其指下的感觉比正常脉象明显粗大。你指下感觉脉管直径在 0.6cm 以上就是大脉。当然，这定量不太客观，不够科学，因为没有与正常脉象的粗细度进行严格的参照对比，中医就是这样落后，否则，为什么总想要开发出脉象仪呢？将来我们的脉象仪一定要定量“大脉”的宽窄度。如果指下感觉像一条线，就如我们普通用的棉线那么粗，那就是标准的细脉，将脉细描述成“如丝”，描述得很形象。

脉体还有长短之别，例如在寸脉的前面还感到脉搏的搏动，而且更多的是尺脉下面还有脉搏的搏动，指下的感觉是寸口脉明显比正常人的长，这就叫长脉。正常人的肌肉越到后面越厚，正常脉象的尺脉以沉为度，到尺后就难以感到脉搏的搏动，而长脉，你指下会感觉到在尺脉后面还有很长，在中取的时候感觉到尺后还有明显的脉跳，明显感到脉跳的长度超过三指。反之，如果脉跳感不足你三指的宽度，那就叫短脉。如果你的食指候寸脉时，前半边（腕侧）没有脉跳感，后半边（肘侧）才开始有脉跳感，或者你的无名指候尺脉，后半边（肘侧）没有感觉脉搏跳动，前半边（腕侧）才有感觉，甚至只有中指有感觉，寸尺都没有，就叫“短脉”，脉搏感不足三个手指的，叫“短脉”。

我们正常人的脉象在指下的感觉是平直的，因为它是动脉干，基本上是直的。如果这个人的脉不直，弯弯曲曲的，张仲景叫它“其脉如蛇”，这叫曲脉。脉体的形状不直，弯弯曲曲的，很像西医讲的大隐静脉的曲张，就叫曲脉。不过寸口的曲脉，我们通过目测，一般看不到它的弯曲，指下却能感觉得到它的弯曲。曲脉绝大部分属于风痰所致，曲脉有一定的临床诊断意义，然而这“曲脉”好像没有归到咱们的教材里。

另外，从寸口脉的形态来看，还有“双脉”，不知道大家见过没有？什么叫双脉？即指下感到一个手的寸口脉并不是一根，而是两根并行的寸口脉在同时搏动，这就叫双脉。我统计了我所见到的双脉，做不出结论，我不知道双脉有何诊断意义。同时它的脉管似乎不只一根，但这只是指下的感觉，因为我没做过尸体的解剖。大家见过吗？双脉，我非常奇怪，张仲景在《金匮要略》痰饮咳嗽病篇有条条文说“脉双弦者，寒也……偏弦者，饮也”，难道张仲景讲的“双弦”不是指两个手的脉皆弦，而是一个手有双脉，而且双脉皆弦吗？显然不像，否则，“单弦”就应该理解为“双脉”之中只有一根弦了。我在临床上发现多例一手的寸口脉为“双脉”而且皆弦的案例，收集起来分析，并不都是寒，其中两例“双脉”的患者，过了一定的时间后来门诊，他们的脉却变成了单脉啊！难道不是两根脉管了？我不知道。所以将这个“双脉”作为附录，存疑待考，有待你们诸位高明指教。双脉有没有诊断意义，我无从讲起，但这是客观事实，至少要像反关脉那样，要让大家知道。这个问题蛮大，它的每一个脉都比正常脉细，算不算细脉啊？两个脉放在一起又比较宽，算不算大脉啊？搞得人晕晕乎乎，有时候两根脉指下感觉相隔 1.5mm 那么远，我一点儿都不懂，所以列出。最后也不算它“双弦者，寒也”，也不算它“细”，也不算它“大”，就取它的走势而已，滑就是滑，弦就是弦。我没办法，尤其后面变成了一根脉……搞不懂。

综合上述关于脉体的分类，共分类出大脉、细脉、长脉、短脉和曲脉五种脉，另外尚有一种待评价的双脉。这些脉象均是客观存在的，临床上并不难区分，只有从未细心体会过脉象的所谓“中医生”、或不会脉诊的所谓“中医专家”才会说“脉是假的”。

（五）脉力（虚、弱、微、实、弹指、无脉、无根脉）

依据脉搏搏动的力度，临床上可以分类出数种脉象。首先，传统中医认为有力的脉象叫实脉；无力的脉象叫虚脉或者弱脉。虚跟弱只有一个脉位有点儿差别，浮取还有点力度，重取一点力度都没有了的叫虚脉，浮取感觉不到太明显的脉搏跳动，沉取才感觉得到明显一点的脉搏跳动，但它搏动的力度很小，那就叫弱脉。虚和弱脉就这个差别，其实虚弱一个意思，都是跳动力度很弱。

什么叫微脉呢，脉力弱到了似有似无的状态的脉，很弱，弱到了你摸不太清楚的脉就叫微脉。

还有一种依据脉搏力度分类出的弹指脉，它是在脉搏跳动的那一下，你可以感到它对指尖有一种自下而上的冲击力或弹指力，这就叫弹指脉。弹指脉的脉力主要是对这种“冲击力”或“弹指力”而言的，它不一定是脉搏充盈有力。当弹指脉明显时，它的弹指力度会增大，它甚至会把你的指头都抬起来，它弹动得很有力，此时你甚至可以看见自己的指头一下一下被它顶起来，类似于所谓“抬举性搏动”，挺有力的。弹指脉非常重要，很有实用价值，它不太好用“实脉”来形容，因为实脉不一定弹指，也不好用“洪脉”来形容，洪脉来时满指，很汹涌，但它不会有弹击你指尖的感觉。

临床上还有一种“无脉”，就是你指下感到寸口脉没有搏动。无脉也是一种脉象，书上不写是不对的，因为我们碰到过无脉证，所谓什么动脉炎堵住了某个手的桡动脉，这个手的寸口就没有脉嘛。况且临床上尚可遇见很奇怪的病证，我见过一例 14 岁的小孩，冬天来找我看病，3~5 分钟无脉，过了这 3~5 分钟以后脉来了，有点细弦，但过几分钟又无脉了，搞得我当时紧张得出了汗，因为那个时候很年轻，我刚刚出道嘛，他怎么了，他会死吗？而病人又谈笑自若了。衣服卡住了没有啊？松开衣服后，我再摸，还是无脉，搞得我很紧张。最后这个病人用的是当归四逆汤，好像是血痹得很厉害，血痹，血痹虚劳的血痹，血痹到那么厉害，我只遇过这一个，以后病人来了复诊，再没有出现过这种现象，当然，仅此一例是很难形成结论的，我只见过那一例，一会儿没有脉，一会儿有脉，只见过这一例。这种“乍有乍无”的脉，我不敢单独列为一种脉象，因为我见过的例数太少。但是无脉应作为一种独立的脉象单列，因为“无脉”在临床诊疗过程中常可遇见，比如快死的患者常无脉，血压等于零及收缩压低于40mmHg的患者的寸口脉也摸不到搏动，也属无脉。这时候，你也要治啊，血压等于零不一定抢救不过来，所以无脉也是一种脉象，临床上摸到寸口无脉时，你也要做诊断，要参考无脉的诊断意义对患者的病做出辨证结论。其实无脉有几种情况，例如西医所讲的“无脉症”的持续性无脉；还有突然寸口脉摸不到脉搏的“脉骤停”（比如有些患者出现输液反应寒战时），它是无脉中的一种特殊状态，我们在各论中设专篇讨论；另外更多的是从微脉渐发展为无脉。最后这一种无脉与脉搏的力度直接相关，即脉搏搏动的力度微弱之极，微弱到了医生的指尖触觉都感觉不到的地步，这也是无脉。故此，我们把无脉列入依据脉搏力度分类的脉象中讨论。

我行医40多年，治好的冠心病仅有一例轻度复发，其余都没有复发，尤其是1978年抢救的那一例，特别精彩，病人是广泛性心肌梗死，无脉（血压等同于零），四肢冰冷，全身肤冷肢厥，通体皆厥，当时我用了那时自己在江西省上饶县乡下搞到的一点生附子，用参附汤灌下去，后面救回来了。但病人胸痛得要死，咬牙切齿，伴随手足青冷“至节”，即《金匮要略》所谓的“真心痛”，所谓“旦发夕死，夕发旦死”（《灵枢·厥病》）。因此，我接着采用“乌头赤石脂丸”，就乌头啊、花椒啊、炮附子啊、干姜啊、赤石脂啊，做成蜜丸，即《金匮要略》胸痹心痛短气病篇的“乌头赤石脂丸”给病人吃，因为阳回后还有寒结啊！寒邪凝结，凝于血分为主，要用辛温散气分寒邪兼入血分的药，按原书里面一次吃一粒如梧桐子大的蜜丸。第二天上午服了一丸，下午病人说未见好转，我心急了，我叫他每次吃三粒，一天服三次，结果这个人的胸不痛了，但那个喉咙干啊，痛啊，干痛了五六个月，经常咳痰经常咳，这是辛燥太过了，过于燥烈啊，那个时候我有点急功近利啊，怕他要死掉嘛，怕一下又心肌广泛梗死，那个乌头赤石脂丸是叫江西省南昌市的黄庆仁栈（当地最著名的中药店）当天晚上紧急加工的，第二天就给病人吃了，大概吃了六七天，结果导致人家“喉痹”，不管用什么凉药，五六个月都不得好，后面我改用猪肤汤，就是猪皮啊米粉啊，喉咙干才逐步好起来。但可喜的是他再也没发作冠心病，现在还很健康。就说无脉一旦出现，你还得诊断，还得治疗。所以，无脉这种脉象在脉诊书中怎能没有呢？

还有一种临床上常见的脉象名为无根脉，它与浮中沉及寸关尺三部均候不到脉搏搏动的无脉不同，它是一种仅局限于沉取或尺部无脉的脉象。也就是说，所谓“无根脉”，是指沉取六脉（双手寸关尺三部脉）皆无力到不应指（即无搏动感）或成人尺部无力到不应指的脉象。由于此种脉象往往提示患者预后很差，故有其独立意义。

由此一来，依据脉力又分类出了七种脉象：实脉、弹指脉、虚脉、弱脉、微脉、无脉和无根脉。从道理上来说，这不难理解；从临床上来说，这些都是实实在在存在的脉象，没有任何“匪夷所思”之处。

（六）脉势（滑、涩、弦、紧、硬、软）

第六个脉象分类的要素，是“脉势”，即脉的来去之势。例如脉搏的来势异常流畅的脉象，就叫滑脉；来势不流畅的叫涩脉。随着近几十年血液流变学研究的进展，现在医界对于血液的黏稠度、凝集度，乃至血液在循环系统内的畅通度的认识已经较为普及，所以对脉象的流畅度的理解也变得较为容易。事实上，临床中遇到血液黏稠度特别高、血小板凝集及红细胞凝聚指标明显升高者，其脉象也多为涩脉或不流利脉；反之，则脉象流畅甚至软滑。在指下的感觉，典型的滑脉会让你感到：寸口脉内的血液流动，从无名指感觉到跳动，到食指感觉到跳动，有如滚珠样滚滚而来，很流畅，流速很快，跟滑冰一样，血液“唰”的一下就流过去了。也就是说滑脉最重要的要素之一，是从无名指感到充盈搏动到食指感到充盈搏动的时间间隔短，“哗”就过来了，流速快，三个手指感到脉来的时间间隔很短。我见过一例每分钟三十几跳的病态窦房结综合征患者，它是继发于高血脂、动脉硬化的基础上的，他的脉搏虽然很慢，但是每次脉搏来时都充盈满指，来时“呼啦”就过来了，他的脉象迟而滑，从无名指到食指“呼啦”就来了，滚滚而来，这就是典型的滑脉。

涩脉有两种。一种与滑脉正相反，来得很艰难，典型的细涩脉，有时可让你清晰地体会到，似乎寸口脉内的血液流得很滞涩；典型的迟涩脉有时能明显地感觉到,脉搏从无名指到食指的速度很慢,也就是脉搏搏动感从无名指到食指之间的间隔时间会延长,这就像《濒湖脉学》里讲的“如轻刀刮竹”这种挤过去一样艰难。另外,临床上还有一种涩脉,来得不艰难,去得飞快,什么意思?就是从无名指到食指它并不会太慢,但脉搏一来立即就会回收,立即停止了搏动,有点儿像那个球碰到了墙壁立即弹回来一样,即所谓脉“去速”,去很快,一下就收了,虎头蛇尾,特别是一些恶性肿瘤的涩脉,常可收得快。第二种“去速”的涩脉与第一种来得艰难的涩脉在指下的感觉不一样。所以,将来我们的脉象仪一定要有三个探头,什么道理,我在讲太阴风湿表证的时候提过这个问题,就是西医这方面的研究已经很成熟了,其实脉搏产生的机理有几个:一个是心搏出的血,鼓动了动脉,产生了寸口脉的脉跳,这是一个,所以如果你血液黏稠度太大了的话,血液的流速就变慢,心脏泵出血液鼓动寸口脉的速度就较慢,所以,脉搏搏动从无名指到食指的速度就比较慢。脉搏形成的第二个原理,是干动脉有本身的脉搏波,微循环有微循环的脉搏波,干动脉的脉搏波的波速,这个数据我查到了,是每秒钟 0.8~1.2m,这种波的速度慢,可能也是涩脉形成的机理之一。这是受湿邪的启发,为什么湿邪脉会涩呢?如果湿邪犯及脉搏管壁的平滑肌细胞,脉管蠕动就很无力,蠕动的速度就很慢,即脉搏波慢,这可能是湿邪形成涩脉的原因之一。因此,你会感觉到脉搏从无名指到食指的速度很慢,感觉脉搏从无名指到食指的时间间隔会延长,这就是涩脉。反之,就是滑脉,比如脉搏波一秒钟超过1.5m,此时脉搏的波速快,同时也造成血液流速加快,显得血流非常通畅,血液被血管一挤,“哗”流过去了,这是否就是滑脉形成的机理之一,还有待将来的实验研究证实。

我们可以看出中医所说的滑脉和涩脉也不荒诞吧,这些都有些根据的啊,更是临床真实存在的呀!说什么“一根脉管,二十八脉,简直荒唐”,荒唐吗?自己又不去观察,又不研究,又不懂,还去评论科学技术!现在这个坏习惯很坏啊,不懂脉就讲脉是假的,你还说你是“大学问家”。那么,我所有不懂的我都可以讲是假的,不懂的东西就能轻率地否定吗?不可以,只有当你研究了它,你的数据否定了它,你才能讲什么是不成立的或是假的。不懂,自己一生不摸脉,或没认真系统学过,更没有对每个病人潜心体会过脉诊，却讲脉是假的，简直是笑话！这滑涩不奇怪，指下的感觉我们也讲了，形成的缘由也分析了一下，因为什么是“脉势”很抽象，我们这样一讲就不抽象了，对吧？

所谓脉势，其实里面还包括了脉的紧张度。因为动脉血管壁由黏膜层、肌肉层、外壁层构成，其中间的肌肉层由平滑肌组成，它会收缩舒张，否则就形不成脉搏波，就不会收缩到痉挛的程度产生高血压。西医降压药多数是扩张血管的，让血管平滑肌松弛，达到血管扩张降低血压的目的，如果血管壁中没有肌肉，那血管扩张药就没有作用的靶组织。当脉管壁肌肉层的平滑肌收缩的时候，加之其外在的外壁层的裹束，脉管壁的紧张度就升高，如果脉管壁的肌肉松弛了，那整个脉管就松弛了。

根据脉管壁的紧张度与松弛度，中医又会分出什么脉象来呢？首先是弦脉，之所以把这种脉称作弦脉，就是指头去摸这种脉时，就像在摸胡琴的琴弦样的感觉，如果你想调高胡琴的音调，那你就拧紧那个弦，这个弦越绷越紧，紧张度就越来越高，这就叫越来越弦，弦脉就是从这样一种直观感觉引申过来的概念。由此，我们就不难理解脉管的“紧张度”问题了。是否可以这样推论：患者血管的平滑肌越紧张，脉管的紧张度就越高，脉就越弦。这个推论是有些临床证据的：一是，你摸下去，寸口脉有点儿弦弦然挺然指下，紧张度增高，你指下感觉很清晰，典型的弦脉指下的感觉是端直以长，它是纵向性的紧张，它跟二胡的弦一样纵向性的绷得很紧，那就叫弦脉；二是，血管收缩，紧张度升高，是高血压形成的主要机理，而临床上高血压病患者的脉多数是弦脉。所以我们推论，弦脉很可能是脉管的紧张度升高造成的。

那什么叫紧脉呢？紧啊，更多的是体现在脉管横向性的紧张，就真有点像手指按在紧绷绷的鼓皮上，是在脉搏搏动那一下感觉到紧绷绷。

弦脉是这样，它在脉搏跳动这一下，有点像一根琴弦，绷一下绷一下的，挺于你指下，不过是纵向绷紧。而那个紧脉呢，在脉搏跳一下时，它纵向横向都紧张，整个脉管壁表面均被拉紧，而且以横向拉紧为主，即所谓“左右弹指”。此处的“左右”，是指医生指目前后的感觉，亦即患者脉管内外侧的搏动，因为患者寸口脉脉管的内外侧，对于患者来说，即为身体的左侧与右侧，所以“左右弹指”是指脉搏横向性的紧张；但传统脉学书上称紧脉“弹指”是不太准确的，因为紧脉的指下感觉是：脉搏跳动时，横向紧张且有一定的力度，却并不像弹指脉那样对于指目有弹跳冲击感，只能说是横向性的紧张很明显。所以说，要候准脉，就需要反复锻炼触觉。我们的体会是，灵敏的触觉不一定是与生俱来的，或至少说我们通过后天的训练，人体的触觉（包括指目的触觉）可以越来越灵敏。如果我们经常操作脉诊，多候患者的脉，锻炼触觉，触觉就会越来越灵敏，各种脉象你就都能感觉得很清晰，包括指下最难区分的弦脉与紧脉，你都能从纵横两方面区分出来。

反之，脉管壁不紧张，很松弛，就叫软脉，指下脉软的感觉很像你摸在一根有弹性很薄的橡胶管子上一样，你摸它，它里面有流动液，表面却软绵绵的，这就是软脉。但是，如果脉软绵绵的程度到了一点儿弹力都没有，跟按在棉花上一样，甚至脉体的边界都很难分辨，那就叫濡脉，濡脉会在后面的“复合脉”里面谈。濡脉比软脉更软，皮塌塌的，就像手指按在棉花上的感觉，棉花没有什么弹性，太软塌了，那就是典型的濡脉。但是，濡脉不光是软的问题，在指下感觉方面还有其他问题，故我们放在“复合脉”内讨论。

还有一种脉，叫作硬脉，这种脉在搏动时，你感觉它跳动不明显，你感觉它根本没有什么弹性，好像你的指尖按在一根比较细的很硬的塑胶管上一样，甚至一点儿柔软之象都没有，它简直不在你手下跳，就好像有一根硬塑胶细管在一下一下主动碰你的手指一样。硬脉虽然脉管壁也很紧张，甚至紧张到了一点儿也不松弛、一点儿也不柔和的地步，但它和脉管壁紧张形成的紧脉和弦脉的指下感觉还不一样，紧脉和弦脉虽然紧张度升高，但指下还是能较明显地感到脉管有弹力，而硬脉却好像脉管不在跳，反而就像一根硬塑胶细管在不断地碰你的指尖，你都有些分不清它是一根空管，还是一根实心的管，你都感觉不太到，毫不柔和，它不但紧张，好像还紧张到了一定的程度，不像一根里面有液体的空管子样，好像一根实心管子样，硬邦邦，紧张到这种地步，那就叫硬脉。

由此一来，根据脉管壁的紧张度又分出了四种脉：弦脉、紧脉、软脉和硬脉，加上根据流畅度分出的滑脉与涩脉，中医依据脉势又分类出了6种脉象，这又有什么不可思议的呢？

综上所述，中医依据脉搏客观存在的脉率、脉律、脉位、脉体、脉力、脉势的差异，在脉诊中进行了脉象分类。以上就是中医依据单一因素分类出的三十一种脉象，其中有二十八种属于“病脉”。这些脉象均有客观依据，何假之有？怎会匪夷所思？

另外，中医脉诊依据临床的实际需要，参照上述六种要素，还分类出了数种“复合脉”。

（七）复合脉（革、牢、洪、动、芤、浮大中空、濡、散、静、不静、上盛下虚、下盛上虚）

我们在前面所讲的三十一种脉均是根据单要素（即脉率、脉律、脉位、脉体、脉力和脉势六要素之一）的状况所分类出的脉象，如果上述脉象中有两种或两种以上的脉象同时出现，就为“相兼脉”，例如脉细弦或脉沉细，又如脉细弦数或脉沉细弱，即属此类。

从严格意义上讲，所谓“复合脉”其实也是“相兼脉”，比如我们下面讲的“浮大中空脉”就是一个很典型的例子；又如洪脉，实际上是大脉和实脉两种脉相兼的脉象，因为它从脉体上来看偏大，从脉势来看来势较汹涌且尚流畅，正因其来势较汹涌，故其脉力较实。

但是，“复合脉”又是一类特殊的“相兼脉”。它们的特殊性有三：第一，它们是临床上常见的以“复合”形式出现的脉象；第二，它们一旦出现，就有其独特的诊断意义；第三，与其说它们是两种以上脉象形成的“相兼脉”，还不如说是两种或两种以上“脉的要素”同时异常、复合所形成的“复合”脉象。

就第三点特殊性而言，我们仍然可举洪脉为例来阐明。也就是说，与其说洪脉是大脉、实脉与流利脉相兼形成的“相兼脉”，还不如说，当病变发展到气分实热较盛时，常可引起人体脉象的脉体、脉力和脉势三者同时异常，产生复合作用，共同形成“洪脉”这样一种“复合”脉象。反过来讲，不管何种疾病，当其出现洪脉时，我们可诊断其到了“气分热盛”的阶段，诊断其病因属“热”而且“热盛”，病机属“气分”热邪“盛实”。

有鉴于此，出于临床的实际情况和诊断的实际需要，将各种“复合脉”视为一种独立的脉象，更便于掌握，也更为实用。因此，传统脉学典籍将其单独列出、分别命名，并讨论其各自的“主病”。

总结临床，常见的“复合脉”有十二种。

（1）革脉：所谓“革脉”，是脉体大、脉位浮，浮位的脉势紧或弦，按之脉力反不足的复合脉。

（2）牢脉：所谓“牢脉”，是脉体大、脉位沉，沉位的脉势弦而脉力实的复合脉。

（3）洪脉：所谓“洪脉”，是指脉体偏大、脉势较流畅汹涌，故脉力偏实之复合脉。

（4）动脉：所谓“动脉”，是指脉短、数而偏弹指的复合脉，其脉体、脉率及脉力均异常。

（5）芤脉：所谓“芤脉”，是指脉力偏虚、按之中空两边反略弹指（即所谓“左右弹指”）的复合脉。

（6）浮大中空脉：所谓“浮大中空脉”，是指脉位浮浅、浮取脉体大、轻按脉力虚、重按则脉力全无而觉脉中空虚的复合脉。

（7）濡脉：所谓“濡脉”，是指脉势软绵、脉力偏虚的复合脉。临床有些患者因湿邪偏盛且弥漫全身，出现脉软绵到似脉体大的濡脉。

（8）散脉：所谓“散脉”，是指脉体散漫、脉位浮沉飘忽不定、脉力虚弱的复合脉。

（9）静脉：所谓“静脉”，是以下情况的统称：①脉不弹指、不数，表现为略细软、或略细弱、或缓而软；②脉虽略数然不弹指，或兼细、或兼软、或兼略虚弱。故静脉亦为脉率、脉势、脉力乃至脉体轻度异常的复合脉。

因静脉在临床诊断上不典型，加之我的体会不深，故在其后的“脉诊各论”中未提及。

（10）不静脉：是指脉略弹指、脉率偏数的复合脉，其脉力与脉率均异常。

（11）上盛下虚脉：是指寸脉偏浮而尺脉偏沉、寸关尺呈直线而向上行的脉象。

（12）下盛上虚脉：是指尺脉偏浮而寸脉偏沉、寸关尺呈直线而向下行的脉象。

不难看出，上述十二种复合脉也是建立在脉的速率、节律、位置、形体、力度及来势异常基础上的，并没有什么玄妙和难以理解之处，也不是人类触觉无法察觉而虚无缥缈的东西。十二种复合脉加前述的单一因素形成的三十一种脉象，共计四十三种脉象，也都是临床常见的，且非常实用，只要每个人（包括临床医生、中医教学和研究人员、护理人员，甚至非从医的成年人）按照规范的脉诊操作流程，潜心细致地体会指下的感觉，在临床上候脉 3~4 个月，基本上就能分辨和掌握上述四十三种脉象。此后，对每位患者诊脉时都能静心细心地体察，就能熟练掌握脉诊技能。

由此我们还可以看出三点：第一，脉诊技术实在很容易，因为它远没有小孩儿学钢琴、学绘画那么难，更不需要那么长的时间；因为这项技术只需要细心体会和锻炼提高指尖的触觉，任何有正常触觉的人都可以做到熟练掌握。第二，脉诊技术是很难的，因为一般人的触觉均远没有视觉和听觉那么灵敏，这就决定了每次候脉时必须完全静心，否则，你再熟悉也候不准脉。因为这项技术须要体会和掌握脉搏跳动的六方面（脉率、律、位、体、力、势）的细微变化，尤其是脉势的差异（即所谓“涩脉难候，弦紧难分”），加之操作方法要正确和严格，所以不跟随脉诊造诣高的老师学习并加上自己每次的体会，可能十年都难以炼就。第三，炼就脉诊技术是很合算的，因为谁的脉诊掌握不好，谁的中医的诊疗水平肯定不高，若只花 3~4 个月时间就能掌握脉诊，不仅可以使自己误诊漏诊大为减少，诊疗水平因而大为提高，且可在执业的长时间内终身受益，可以说十分合算，更何况患者受自己的益呢？

我们必须再次强调的是，上述脉象，均是从临床体验中做出的总结，也必须在临床实践中才能学习和体会到，更是在实践中才能熟悉掌握的。脉诊不是听懂了就会的，它是在临床实践中炼就的，否则，不但“指下难明”，就连“在心易了”也难真正做到。

第七讲

脉象大致定量分级与脉象记录格式

一、脉象大致定量分级

中医脉诊是用直观法(指尖触觉)搜集脉象信息的诊断方法,所以传统的中医脉诊无法精确地对信息加以量(级)的描述。此处所谓的量(级),是指临床中对四诊所收集的每种信息(如每种症状、体征或脉象)加以程度的描述。为此,中医对不少四诊信息进行了大致的分级,如汗出一症分为大汗和微汗,又如弦脉有弦劲与略弦的程度之分。

由于每种脉象与每种症状体征一样,在临床中不但存在着程度不同的客观差异,而且其程度的不同常常提示诊断意义的不同,这就决定了我们必须对其定量分级。然而处在当今未借助相对精密的仪器的中医脉诊技术,仅凭指尖的感觉差异来对每种脉象定量分级,是很难精确的,所以我们只能做到大致的、人类触觉基本上能分辨清楚的定量分级。

(一)脉象一般性的定量分级

由于各种脉象在实际之中都有一个程度差异的问题,所以必须要对脉象的显著程度进行大致分级描述与记录,比如正常人的脉象可以表现为略数,微微的滑,微微的弦;在疾病状态下,如果从脉沉微微转浮,是疾病好转的苗头等,即属例证。

以浮脉为例,对脉象进行定量分级描述的方法大致如下:

脉浮:浮取就有明显的脉搏搏动,中取时则感脉力较浮取的脉力略显不足,沉取就更不足,此即为标准的浮脉。

脉偏浮:浮取和中取时脉搏的显著度均明显,两者力度相差不多,而沉取时脉搏力度不足。

脉略浮：在浮取的位置上须加指力，即在比浮取的位置微微深点的部位，才感到明显的脉搏搏动，沉取不足。

脉微微浮：浮取力度不大，中取力度也不大，沉取更不足，仅在介乎浮取与中取之间的位置上脉搏搏动才较明显。

当然，要具体准确地描述浮脉显著程度上的差异，是很困难的，这需要我们较长期在临床上细心地体察领悟才行。

再如弦脉：

脉弦：即标准本脉。

脉偏弦：没有弦脉那么绷紧，即比标准弦脉弦的程度要低点。

脉略弦：不是绷得那么紧，弦的程度比偏弦脉又要低点。

脉微微弦：微微有点儿绷直紧张的感觉。

以上就是根据脉搏紧张度的程度逐步递减，来确定弦脉的大致分级，并在“弦”字前分别加上不同的形容词，来标明其各自的大致量级。如果我们在临床上能做到每次都静心体察指下脉感，就能慢慢体会到，弦脉的指下感觉在很轻微的一点点弦与明显的弦之间，完全可以分成上述四个档次，再结合四个档次的弦脉诊断意义的差异，就能懂得在临床上为什么弦脉应该分为上述四个档次。其实在临床上还有比标准弦脉紧张度更高的弦脉，如《温病条辨·下焦篇》“小定风珠方”证所记载的“脉细而劲”，此处的“劲”即指脉“弦劲”，此种弦脉的紧张度就比标准弦脉高，姚荷生教授生前曾对我们讲过，他就遇过“脉细弦劲”，指下感觉如“真肝脉至中外急，如循刀刃责责然，如按琴瑟弦……”（《素问·玉机真脏论》），患者是一位“肝肾阴枯，内风劲急”的温病高热昏迷者。诸如此类，全靠我们细致观察、静心体验才能做到。也只有建立在脉象的量级概念上，才能真正掌握脉诊技能，才能进一步提高自己的诊疗水平。

（二）脉象特殊的定量描述

大多数的脉象可以进行一般性的定量分级描述，但是亦有数种的脉象需要特殊的定量描写。例如虚脉，我们一般描写为虚、偏虚、略虚、微微虚四级，但是，微微虚比较特殊，我们常常会描述成“脉不受按”。“脉不受按”就是虚脉的最低级别的表现，这是指下感觉很客观的反映，亦为姚氏祖孙三代家学传承的习惯。

我们随后会出版我们编纂的姚荷生先生的疾病分类与临床经验丛书，其中的一些病例，就会出现“脉不受按”，此即表示“脉微微虚”，并且古代医书上也确实有这样的脉象的描述。

另一个比较特殊的脉象就是涩脉。临床上，我们把涩脉分成涩、偏涩、略涩、不流利、欠流利这样几个档次。这样分涩脉量级的目的，是为了有利于临证的鉴别诊断与疾病预后的判断，下面通过两个真实病例来进行说明。

第一个病例是一个“川崎病”的患儿，经过一段时间的治疗，该患儿临床症状及体征基本消失，即没有了皮疹发热、皮肤黏膜弥漫性潮红、球结膜充血、颈部淋巴结肿大、手足硬性浮肿及膜样脱皮的现象。要判断该患儿是否痊愈，西医利用超声心动图检查冠状动脉改变，如果他的冠状动脉的大小基本正常，原有的冠状动脉的扩张已经逐渐消失，则判断为痊愈。那么，中医怎么判断他的预后呢？这就必须依靠脉诊了，该患儿脉象表现为两寸浮，六脉涩。由于我们从中医辨证的角度诊断他属上中焦病，上中焦痰饮内闭夹了一点瘀血，脉象涩，我们就可以大胆地预测，该病还没断根。

第二个病例是一个哮喘患儿，经过中药治疗后，临床症状基本消失，而且，几个月中也未复发，我们亦是通过脉象对其预后作出判断。因其脉象表现为不流利，就可以下结论：并未痊愈，因为他体内依然有残留水饮作祟。后来再经过两月余的治疗，其脉不流利消失，转和缓且尚有力度，我们才判断其已经被彻底治愈。果然，他十几年来从未复发。这里就显示了脉象程度大致定量分级的必要性。如果是已流利或欠流利，可能断了根；如果到了不流利的程度，就是没断根。涩、略涩提示体内的湿痰水饮并没有彻底根除，此时就必须叮嘱家属，患儿应当继续坚持中医温脾化饮的善后治疗。

二、脉象记录格式

因为中医脉象有数十种，临床上多数病例又为多种脉象兼现，加上脉诊时浮中沉部脉象可各有差异，最后还有两手及寸关尺部脉象往往各有不同，所以，正规的脉象记录远非书籍上那么简单，字数一般都在十几字以上。有鉴于此，脉象记录必须制订规范格式，按顺序记录各种脉象，才能做到客观完整记录，便于对照，让人看懂。

（一）记录顺序

1. 首先记录双手寸关尺六脉共同的脉象

临床上，左右手寸关尺六部出现同一脉象时有发生。例如脉数，一般均为六部共同的脉象，在现实中根本不可能存在单部脉数，其余五部脉不数的情况。徐迪华教授再三强调过，脉数就统数，脉迟就统迟。这六脉共同的脉，是脉象记录的第一步，这样一来，就让我们了解了患者的基本脉象。

2. 双手分部的共同脉象

有的患者，除了六脉有共同脉象，尚存在双手相同的分部为同一脉象的情况，那么在记录了六脉共同脉之后，第二步就是记录两手同一分部的共同脉象。例如某患者其六脉皆数，同时其左右手的寸部脉皆浮，那么我们在记录了“脉数”之后，随即就应记录“两寸浮”。如果其两手尺部没有共同脉象，则不记录；如果有共同之处，应将共同的脉象描述记录。记录的次序是从寸部描写到关部，再描写到尺部。如左右手的寸脉都浮，就写“两寸浮”；接着就写两关，如“两关略沉”；而尺部则又可能会表现为偏沉，那么就应接着记录“两尺偏沉”（每部都要用逗号分隔开来）。此时的脉象记录，就应写成“脉数，两寸浮，两关略沉，两尺偏沉”。

3. 单手三部的共同脉象

在临床上，有些患者左右手的脉象可不同，比如某患者虽其六脉皆数，但其却“左脉弦，右脉略细”，且其“左脉弦”是左手寸关尺均弦，其“右脉略细”是右手寸关尺均略细，那么，我们脉象记录的第三步就要记录每一手三部共同的脉象，即“左脉弦”与“右脉略细”。至于单手脉先记录何手，不一定要限定男先左，女先右，应该把最显著的那个手的脉先记录下来，即先写“左脉弦”，再写右脉，因右脉仅“略”细，不像左脉的“弦”那么显著。如果我们还以前面的患者为例，就应写成“脉数，两寸浮，两关略沉，两尺偏沉；左弦；右略细”。不过这其中要注意两个问题：第一，单手三部的共同脉象与六脉共同脉象之间，以及左右手各自三部的共同脉象（而且左右手的脉象不同）之间，均须用“分号”隔开。第二，左右手的任何一手，如果没有三部共同的脉象，则此项不存在，即无须记录。

4. 单手各部脉象（分部脉象）

所谓“单手各部脉象”，是指左手或右手各自的寸、关、尺部的每一部的脉象。

记录单手的分部脉象是第四步。这个第四步的记录内容之间，可以不用分号，而用逗号分开。第四步记录，紧接于单手三部的共同脉象之后，按寸、关、尺的先后顺序，逐步记录每部的具体脉象。我们仍以前面患者为例，如果我们还发现其右手寸、关、尺分别有虚弱之象，则须进一步明确其右手寸、关、尺何部虚、何部弱，就须在“右略细”之后注明，将此句写成“右略细，寸虚，关尺弱”。

第四步记录中，还必须客观记录每手的各部出现的所有脉象，左、右手寸关尺各部的脉象，可以是单一的脉象，也可以是兼有两三种以上的脉象。例如，“关脉浮弦、按之弹指”即属关部脉出现了三种脉象，《伤寒论》中亦有“关脉小细沉紧”（《伤寒论》132条）的记载，均属于关部一部的脉均有三种以上脉象的例证，这些内容均须客观完整地记录到病历的脉象内容中。我们仍以前面所举的患者为例子，我们已发现其脉象为“脉数，两寸浮，两关略沉，两尺偏沉；左弦；右略细，寸虚，关尺弱”，但如果我们诊脉过程中还有进一步发现，其左尺脉略细同时按之偏弱的话，我们的脉象记录，就应写成“脉数，两寸浮，两关略沉，两尺偏沉；左弦，尺略细、沉取偏弱；右略细，寸虚，关尺弱”。只是分部脉中的几种不同脉象若需分开描述时，几种脉象之间须加顿号，不能加逗号，以示顿号前后的脉象属于同一手同一部的脉象。

历史发展到当代，临床现实中中医所看的病，往往是经过西医反复治疗多次后而遗留下的复杂慢性病，患者不但有多种疾病缠身，而且可能多脏器被波及和遭损害。甚至还可能做过多次手术，找到中医就诊时仍在服用多种对各种功能及脏器有影响的西药，其脉象就不可能不复杂。病历记录，贵在客观完整，遇上复杂的脉象，我们的记录也不可以不客观、不完整。我查阅了我们近十四年的门诊病历，超过二万五千人次，每次脉象记录超过20字的（不算标点符号）占70%以上。我们已经不像张仲景和叶天士那样的年代，他们看的大多是较为单纯的病、时令病，脉象及脉象记录常很单纯，可以一两个字就写完。现在就复杂了，所以现在的教科书也好，病案类书籍也好，或者医生的临床病历也好，如果脉象只记录 1~2 个字，多半说明他不会候脉，或者未认真按照脉诊正规操作程序候脉。

（二）脉象规范记录格式的解读与价值

规范、详细、全面、客观地记录脉象，不单是为了符合科学技术的客观严谨的基本要求，也不单是为了留下完整便于对照的病历资料，更重要的是能收集到患者更完整的各种有关病情的可靠信息，以便我们对其疾病复杂的本质有较为丰富可靠的分析依据。这些内容，我们将在后面各论中的每种具体脉象内详加讨论。此处须指出的是，若要收集和记录完整的脉诊信息，就应按照正规的脉诊记录格式去记录，这样才不会遗漏。以我们在前面所举的“脉数，两寸浮，两关略沉，两尺偏沉；左弦，尺略细、沉取偏弱；右略细，寸虚，关尺弱”的患者脉象为例，它记录的脉象信息就很完整而翔实，既突出了基本脉象，又未遗漏三部九候的细节脉象。我们试分析如下：

第一，通过此脉诊记录，我们可以首先了解到患者的基本脉象。记录中首先突出了患者的基本脉象是“数”；其次是左脉弦，右略细，亦即左大于右；然后，通过右脉寸、关、尺的脉象记录，我们还能了解到右手脉有虚弱之象。

第二，记录告诉我们，患者脉象两寸浮，两关略沉，两尺不足而偏沉；同时，记录毫无遗漏地告诉了我们患者左右手每部的具体脉象：左寸浮弦数（“浮”见于脉诊记录的两手共同的分部脉象“两寸浮”、“弦”见于脉诊记录的左手三部共同的脉象“左弦”、“数”见于脉诊记录的两手六脉共同的脉象“数”）；左关弦数略沉（“弦”见于左手三部共同的脉象记录“左弦”、“数”见于两手六脉共同的脉象记录“数”、“略沉”见于两手共同的分部脉象记录“两关略沉”）；左尺弦数偏沉弱略细（“弦”见于左手三部共同的脉象记录“左弦”、“数”见于两手六脉共同的脉象记录“数”、“偏沉”见于两手共同的分部脉象记录“两尺偏沉”、“偏沉弱”见于左手分部脉象记录“尺……沉取偏弱”、“细”见于左手分部脉象记录“左……

尺略细”）；同时，我们也能从记录中详细了解到其右手寸脉虚浮而数、略细（“虚”可以从右手分部脉象记录的“寸虚”得知、“浮”可从两手共同的分部脉象“两寸浮”得知、“数”可从两手六脉共同的脉“数”得知、“略细”可从右手三部共同的脉“右略细”得知）；右关脉弱而数、略沉细（“弱”可从右手分部脉“关尺弱”中得知、“数”可从两手六脉共同的脉“数”得知、右关“略沉”可从两手共同的分部脉“两关略沉”得知、右关“略细”可从右手三部共同的脉“右略细”得知）；右尺脉弱而数、偏沉略细（“弱”“数”“略细”得知之处同右关脉，只是“偏沉”获知与右关脉不同，“偏沉”是从两手共同的分部脉象“两尺偏沉”中获知的）。

上述例证规范而翔实的脉象记录，无论是对辨病，还是辨证，均十分有益。虽然仅从脉象辨病辨证有一定的片面性和不确定性，最终的诊断结论还须通过四诊合参再分析、综合和归纳来实现，但此例的脉象却提示我们首先要考虑患者很可能有以下问题：

第一，患者可能有热邪病因存在，因其脉“数”；而且可能是表里俱热，表热依据于两寸浮数，里热依据是关尺略数而略沉，另一个里热的依据是该患者可能有虚热存在（虚的依据是右脉偏虚弱而略细，同时两尺偏沉弱），而虚热多生于里。

第二，患者可能有气阴两虚的机理存在。气虚的依据是右脉虚弱、右关弱而略沉，所以主要为脾气虚；同时其还可能有肾气肾阴虚的机理，依据是脉象两尺偏沉、右脉数略细、右尺弱而数偏沉略细、左尺偏沉弱略细。

第三，患者很可能是一位肝郁脾虚病人。肝郁的脉象依据是左脉弦，脾虚的脉象依据在上一条已论及。

第四，该患者很可能患有风热犯肺之表证，脉象依据为两寸浮数。

第五，该患者很可能患有湿邪或饮邪郁滞上中焦，或者患有火郁中焦，脉象依据是寸脉浮而关略沉。当然，这些结论更多地需要参合望、闻、问三诊获取的信息。

以上实为脉诊所提示的、我们首先要考虑的辨证的诊断结论，除上述考虑外，当然还有很多种可能，这就要结合其他症状体征来鉴别和综合判断。

此例患者脉诊对病种或症状的诊断的提示作用，也有多种可能。例如患者可能还患有感冒，甚至可有咽痛咳嗽（脉两寸浮数）；可能患有胃脘痞闷，甚至疼痛，联系西医考虑可能患有慢性胃炎或胃、十二指肠溃疡（脉寸浮关略沉、右关弱）；也可能犯有肝郁胁痛，联系西医也可能患有慢性病毒性肝炎（脉左弦）；此患者肾虚腰痛的可能性很大，甚至患有西医所讲的慢性肾炎的可能性也不是没有（两尺偏沉、右尺弱而偏沉细、左尺偏沉弱而略细）；此患者多半有倦怠乏力、口干或渴等症状出现，因他有气阴两虚和热邪。等等诸如此类，考虑这些病种或症候可能存在的原因，我们将在各论中讨论。

中篇
脉诊各论

第八讲

脉诊各论概说

脉诊各论讨论的重点，是临床上常见的各种病脉。

要讨论各种病脉，就必须首先明确各种病脉的概念，就必须扼要阐明每种病脉确立的依据。由于我们分类和确立各种病脉的依据与传统中医脉学一样，均依据脉搏搏动在脉率、脉律、脉位、脉体、脉力及脉势这六方面客观存在的异常现象，以及这些现象之间存在的客观差异，所以，我们在讨论每种病脉时：

首先，要明确该种病脉的“病脉之象”；

其次，重点讨论每种病脉的诊断意义。但本脉学讲稿与传统脉学典籍在阐述每种病脉的诊断意义时，有同有异，主要因为：

第一，由于绝大多数病脉的诊断意义不止一个，故本讲稿力求将自己有临床体会的每个病脉的多种诊断意义列全。因此，我们在每种病脉中所列述的诊断意义比较多，也比较实用。比如涩脉，我们就列述了四种诊断结论。

第二，虽然一种病脉可能有多种诊断意义，但每种病脉诊断结论的价值可能是不同的。用现在的话说，就是每种病脉相对于它所提示的各种不同的诊断结论而言，其诊断的权值可以是不同的，即诊断价值有大有小。为此，我们对每种病脉提示的所有诊断进行了排序，即按诊断价值的大小先后排序，以图进一步提高本讲稿的实用性，使供同道参考的价值更大。

第三，一种病脉之所以可能有多种诊断提示，是由于绝大多数病脉与每种具体的症状体征一样，它可能是多种不同的病因或病机所引起的同一结果同一现象，也可以是来路不同的脏腑或组织异常引起同一归宿的同一脉象。因此，一种脉象可能提示体内存在着这种或那种病因病机，亦提示可能是来自此脏腑组织或彼脏腑组织（病位病所）的异常，因而诊断意义存在着多种可能。有鉴于此，当我们通过脉诊发现某种病脉时，对于此脉究竟应做出何种病因、病机或病所诊断结论之前，必须对此脉提示的几种诊断意义做出鉴别，这就是本讲稿在讨论每种病脉诊断时尚有“病脉诊断意义的鉴别”原因所在。

第四，中医传统脉学著作，一般以“脉象主病”来阐明病脉的诊断意义，而本讲稿却以每种病脉的“形成机理”来取代“脉象主病”，来阐述每种病脉的诊断意义，其缘由我们在后面会加以讨论。

以上即为临床脉诊的重点内容。

另外，姚荷生教授经常讲“生者其常，病者其变”，意即人体生理是人体的常态和正态，人体病理（即患病）则属人体的变态或非常态。推演到脉象，所谓病脉，即正常脉的变异，由正常脉象变成了非正常（即病态）脉象。由此可知，如果我们中医从业人员不知何谓正常脉象，就不可能知道、更不可能掌握异常脉象。所以本书先阐述正常脉象，并简述正常脉象可能出现的正常波动与生理性变化，后阐述异常脉象。

一、正常脉象

“不知常，焉知变”。做学问和做人也好，研究事物和事物的变化规律也好，传授知识也好，“知常达变”是最基本的原则，也就是说，我们只有在“知常”的基础上，才能“达变”；然后，在“知常”的基础上还必须“达变”。所以进入临床课程之前，必须学生理，因为不知正常人，就不知道异常的人；不晓得正常生理，就不知道什么是疾病。那么，脉也一样，如果不知道正常脉，就不可能知道什么叫病脉。那么正常脉是什么呢？

（一）正常脉象的基本特点

正常脉象，《中医诊断学》书上有，但是严谨的提法还是相对较少。因为像完全正常的人很少见一样，正常的脉象也很少见，但间或能遇上。正常脉象的主要特点是：和缓而软，中取明显，按之不空。和缓：来去从容，70~80 次 /min（也有 60 多次的），不歇止，节律一致；软：软而有弹性，但不弹指，亦不空虚。

所谓和缓，就是来去从容，来得也不是很急，冲劲不强；去，也不是去衰。像一些医家讲的一样，来去都蛮潇洒，来得很从容，去得很潇洒。每分钟大概就 70 多次，有的人每分钟只有 60 多次，而且 60 多次的人并不少见。但就多数正常人来讲，如果不是运动员，不是一天到晚搞健美的人，不是练瑜伽、练气功的人，一般来讲就是每分钟 70 来跳。节律一致，中间不会出现停止，也不会快快慢慢。软是指脉管有弹性，但不弹指。“弹指脉”，我们会在下面的相关章节中专门讨论，所谓“弹指”就是脉搏跳动对手指头的指目有冲击力，它不是有弹性地、从容地、和缓地跳。正常人的不会弹指，而且软到有点儿软绵绵的味道，好像还有点儿不足的味道。为什么呢？人体在生理上会保留充分的余地，就像西医讲的，25% 的肝脏就可以代偿 100% 的肝脏功能，1/4 个肾脏可以代偿整个肾脏的功能，所以切下一个肾对正常人体的妨碍并不大。实际上，人体的组织都是“轮休制”，大部分组织的大部分时间是在休息，而少部分的组织在工作，它留有充分的余地，所以正常脉象从容和缓。用中医的话说，“阳密乃固”，人体的大部分能量都潜藏着，而维持正常生命活动只需要人体少部分阳气即可。所以正常脉象就软绵绵，提示人体的功能并没有充分发挥，所以就有点儿像软绵绵，有点儿弱一样；有弹性，但不弹指；脉软的同时也不会空虚，不会软得按下去一点力都没有。这就是正常脉的特点。

正常脉见得到吗？见得到，但非常罕见。我这一辈子恐怕没摸到十个。其中有两个是 60 多岁的老人，他们的癌肿治好了以后，脉象接近了正常脉象，令我这个经治医生都羡慕得不得了！为什么呢？比我的身体好得多啊，我的脉就有些大，虽然没有弹指，但毕竟是病脉。我在 46 年的从医生涯中，只摸到过 9 例完全正常的脉象，摸到的第一个正常脉象是一个空军飞行员，当时并不知道他是飞行员。我当时是到一个很偏僻的小山村出诊，一个穿军大衣的人躺在床上，病人发高热，听诊器一听，加上叩诊和触诊，发现其右胸腔全部积液，结果脉还是从容和缓，只是右脉微微有点儿浮涩，而左脉完全正常，当时我就大吃一惊。原来以为他是个农民，因为什么呢？当年“文化大革命”时，买军大衣穿的农民很多，却没想到他是个回家探亲的飞行员，身体非常好，从来没生过什么病，这是他记忆中的第一次生病。所以西医也很奇怪，就凭那些体检的指标，如果查不出什么问题来，它也能筛选出身体非常好的人，可能是通过肺活量、超强的反应能力和适应调整能力等指标就能看出某些人是否有很强耐受度等。我见到的第一例正常脉象竟是在一个肺炎合并右胸腔积液的人身上看到的，虽然只是一个手的脉。

正常寸口脉象的严格界定应为：

第一，脉律整齐，中间没有间歇。

第二，脉率，一般在每分钟60~80次。极少数运动员、长期练气功或瑜伽之人可以在每分钟60次以下。

第三，脉体的长度，应为寸、关、尺三部均应指而满指，有些人尺后尚有脉搏搏动，亦属正常；脉的纵向形体应基本上是直的，不弯曲；成人脉的横向宽度（脉体大小）应当约为3mm±0.5mm（指下感觉）。

第四，脉力为软、略软或力度适中（不虚、不弱，有弹力而不弹指），寸关尺部沉取亦能感到脉搏的搏动。

第五，脉位为浮、中、沉取皆应指，以浮取与中取之间的位置到中取与沉取之间的位置的脉搏搏动感最明显，且以中取脉搏明显而力度适中者为多；另外，正常人中的多数尺部脉位稍低（沉），一般在中取时方应指而浮取不应指，中取与沉取之间的脉搏搏动方显著，即古书所说的“尺脉以沉为度”。

第六，脉势流利，软而不弦不紧。

综上所述，只有当寸口脉象完全符合上述六方面的指感，才是正常脉象。

在上述六方面中，古代医家特别强调脉象宜有胃气、有神、有根，其实脉之胃、神、根三者要领在于“和软”（有胃气）和弹力适中（有胃气），以沉取仍应指，尤其是尺脉沉取应指而力度适中（有肾之根）。从事实来看，不但正常脉象的胃、神、根均俱，即使是病脉，亦应有胃、神、根，若无，则病情往往非常危重。

（二）正常脉象的正常波动与变化

前面我们强调过“知常达变”，人的生理状态与病理状态有差异，而在生理状态与病理状态中，也有“常”和“变”的问题，正常脉象也会出现一些变动情况。

正常人在日常的生活与工作中，因生理活动、气候、季节和环境等因素的影响，均可造成身心乃至脉象的变化。如果此种变化的变化程度不大（如活动后或激动后的脉略数，饮食后脉略滑数，发怒后脉略弦，暑日太热汗出多后脉略虚大数等）而且持续时间很短（一般不超过数小时），以后即恢复到正常状态者，则不属病脉，而属正常脉象的正常波动。另外，生理性的差异或变异的正常脉象，或属人体结构的正常变异引起特殊的异于其他人的正常脉象，虽然可持续很长时间，但仍属于正常脉象。

1. 性别差异

由于性别的不同，脉象亦随之各异。一般说女性的脉较男性的脉稍稍细弱，且至数稍快，脉形较细小。

2. 年龄差异

健康人的脉象随年龄的增长也可以产生各种变异：三岁以内的小孩子，脉跳每分钟一百次左右就是正常脉；而五六岁的小孩，每分钟八九十次也是正常脉；青年人的脉象较大且有力，老年人脉象多带点儿弦象等，均属正常脉象。

3. 体质差异

在体质方面，身材高大的人，脉的显现部位较长；矮小的人，脉的显现部位较短。瘦人脉多偏浮，胖人脉多偏沉；如果是运动员，脉就多缓而有力，甚至是迟脉。以上诸种，均属正常脉象。另外，可能是由于先天禀赋的不同，有六脉同时沉细而无病者，称为六阴脉；有六脉同时洪大而无病者，称为六阳脉。有六阳脉或六阴脉的正常人，他们可能一辈子都是这种脉，甚至生病时也如此，这也是两种特殊的正常脉象，均不属病脉。

4. 脉位变异

有的人脉不见于寸口，而从尺部斜向手背，名叫斜飞脉；若脉出现在寸口的背侧，名叫反关脉；还有出现于腕侧其他位置的，都是生理特异的脉位，即桡动脉解剖位置的变异，不属病脉。

5. 情志影响

人处于一时性的恐惧、兴奋、忧虑、紧张等情绪变化时，常可导致脉象出现一时性的变异，当情绪恢复宁静之后，脉象亦常随之恢复正常。《素问·经脉别论》指出："人之居处、动静、勇怯，脉亦为之变乎？……凡人之惊恐恚劳动静，皆为变也。"一般是喜则气缓而脉多缓；怒则气上而脉多弦；惊则气乱而可脉动暂时无序。人在高谈阔论，或大笑大哭、或大发脾气之后，脉象皆有所变化，这时候病人的脉象我们可以摸，但在病人静下来后必须再摸一次，并以此时的脉象为准。

6. 劳逸影响

剧烈活动之后，脉多洪数；长期从事体力劳动之人脉多稍微偏大而有力。睡眠对正常脉象也有一定程度的影响。绝大部分正常的小儿、一部分成年人在睡眠时，其脉象均是滑脉，而醒后，脉反不滑；还有一些涩的程度不甚明显的涩脉，在睡眠时涩的感觉可能会消失。因此，要尽量在患者清醒状态下摸脉。另外，我们在临床上都会碰到这样的事情，一个病人爬了三层楼梯到了诊室，一摸脉，就可能有点儿数，或有点儿大，或有点儿滑，这时候就让病人休息一下，我们再摸脉，很可能脉象就和原来的不一样了。

7. 饮食影响

饭后脉稍数而有力，酒后则更明显；饥饿时脉可缓弱。其中以饮酒的影响最大。人饮酒之后，其脉象可以变得数、或滑、或滑数，甚至脉有点大。若刚吃饱饭，人的脉象会比平时跳得有力，而且多数人会表现出明显强有力，甚至脾虚的人吃饭后，原来的虚脉都会没有了，相反，还会跳得很有力。例如十二指肠溃疡脾胃气虚的病人，本来关脉沉，饭后，其关脉就会起来点儿。脉象受饮食的影响比较明显，因此，在病人餐后一到两个小时之后，脉诊的结果才会比较准确。

8. 诊脉时间的影响

在诊脉的时间上，《内经》强调"诊法常以平旦"，既反映了昼夜对于脉象的影响，也反映出只有在对病人脉象影响因素最少的时候，摸到的脉象才是最能反映疾病本质的脉象。当然临床上基本做不到平旦诊脉，而在其他时间诊脉对脉象多少有些影响，但必须要在病人平静状态下诊脉。

对比早、中、晚的脉，在一些特殊病人身上有十分重要的临床价值，如有的病人早上血压高，可能是肝胆的问题造成的；倘若有人白天血压高，则有可能是肾的问题造成的；有的脾虚的病人吃过晚饭后，到了晚上9—11点钟（太阴经旺时）的时候，脉象就表现得比较从容缓和，而其白天的脉象可能是偏弦涩脉。特别是对于住院病人而言，如果医生对其脉象一时拿不准，就必须在早上再诊该病人的脉。

9. 季节的影响

季节气候的变化，时时影响着人体的生理活动。从理论上讲，人体为适应自然四季而进行的生理性调节，亦可反映在脉象上。《素问·脉要精微论》就说："万物之外，六合之内，天地之变，阴阳之应……四变之动，脉与之上下。"因此，正常人形成了与时令气候相应的四季脉象，《素问·平人气象论》总结为"春胃微弦""夏胃微钩""秋胃微毛""冬胃微石"曰平脉，即正常脉。此处所讲的"弦""钩""毛""石"四种脉象，分别为现在所讲的弦、洪、浮、沉脉。所以《素问》在此篇中所讲的意思是：正常脉象在春夏秋冬四季各有不同，分别为微微弦、微微洪、微微浮、微微沉。有关这点，由于我们未对健康人四季脉象进行普查，甚至未去注意正常人四季的脉象变化，所以不知此论正确与否，仅录于此，供同道参考。

中医传统典籍中还有有关正常脉象可受昼夜不同时间段阴阳盛衰的影响而出现相应的变化，或因地域东西南北中环境气宜而产生一定的变异等。由于我们缺乏系统的对照观察，故此处不讨论。

10. 药物的影响

降压药之类的作用于心血管系统的药物对脉象的影响极大，而且其影响作用十分直接。例如服用降压药后不到一小时，病人的脉象就已经变得面目全非了，原来的弦脉就会变得比较柔和，虽然脉弦的感觉不会完全消失；或者原来弦而弹指的脉象，现在却不弹指了；甚至，有时候还可以掩盖掉一点点动脉硬化而产生的脉硬的感觉。再例如，服用或注射阿托品后，脉象往往变为数脉甚或疾脉。

综上所述，各种疾病以外因素都会对脉象产生影响，因此，我们不要因为这些因素的影响而做出错误的判断。

二、病脉概论

病脉有多种，经 2 000 余年的历代医家的临床观察，发现由于病因病机的本质差异，可以出现数十种指下感觉有区别的病脉。时至今日，我发现有四十余种临床常见病脉。

（一）什么是病脉

所谓病脉，是指出现于疾病过程中的异常脉象，它们和症状、体征、疾病发生发展经过的现象变化一样，是疾病在临床上的客观表现，是认识疾病本质的重要入手处和可靠依据。病脉，是相对正常脉象而言的。所以，我们必须了解正常脉象，才能了解何谓病脉，以及病脉的指下感觉是何种形态。

什么叫做疾病？疾病实际上就是人体的一种变异过程，是身体非正常的身心变异状态，只是这种变异是一种不利的变异，而不是像生物进化那样的有利变异。所谓不利，或者不利于人的能力、感觉、生活质量，或者不利于人的寿命，或者不利于人的后代。由于人体是一个密切相关的整体，多数身体变异的因素常可影响西医所讲的心血管系统，从而影响到脉搏。脉象就从某一个方面反映了疾病变化的状况和性质。

病脉有很多种，在中医的历史长河中，从十几种慢慢发展到几十种，都是医家辛勤劳动和精心摸索的结果。我们相信将来人类更为高级的医学必然会研究脉象。为什么呢？因为病人包括脉象在内的所有症状与体征，都是生命在疾病过程中所反映出来的一种信息，这种信息是正常人没有的、或没有那么明显，正因为正常人没有，在疾病过程之中才有，那么，这种信息理所当然的就是我们了解疾病本质的一种现象，通过这类现象，我们有了能够了解和认识疾病的途径。我一贯坚持：病人身上发出来的信息没有没有用的，只有解释不了这些信息内涵、分析不了这些信息意义的落后的医学理论。这种落后，不单是从发展的眼光来讲，比将来更高级的医学要落后，而且更重要的是指落后于临床实际的需要，赶不上临床实际需要而落后。也就是说，解释不了所有的临床表现，造成的后果是对这种病的了解必然不全面。那么，高等医学要求每个医生必须解释每个病人的每一个症状、每一个体征、每一个理化指标的异常，以及疾病过程中出现的每一个现象及其变化。而现在的中医已经发展到了接近这个水平，如果要求一个比较正规的中医必须解释自己所能了解到的，而且是病人所有讲出来的每一个症状，是并不过分的。一个医生的水平大致可以这样衡量，如果他诊察某一患者半个小时或一个小时后，能够正确解释问诊问出来的所有症状，以及望闻切诊发现的每一个体征，特别是对疾病变化过程中的一些拐点症状、体征的变化，都能做出较为正确的解释，那这个医生基本上可心里坦然了，因为这个病主要的问题自己都了解清楚了。

如果存在大量的症状解释不了，此时，倘若中医生像某些西医临床医生一样，将大量的症状体征丢舍不解释，甚至不记录的话，那就会像西医一样片面地认识和理解疾病，导致每一种病都或多或少留下了治不彻底的病人。比如感冒，西医能治彻底吗？肺炎的炎症都能吸收吗？西医的医学模式决定了它基本上没有一种疾病完全解决得了，这是可以下结论的，因为西医对每一个疾病都是抓其一点，不计其余的，当然，这样讲也有点儿过分，西医还有合并症、并发症等提法，有病理生理等补充认识等，但是就其对每种独立的病种核心本质的认识而言，偏于固定在一个点上。其实无论是何种疾病，均是因综合因素形成的，在这个人身上是这些综合因素，而在那个人身上是另一些综合因素在起主要作用。西医的误区，西医的片面性，关键之一就是没有充分认识到这个问题。

要了解每种疾病每个患者的疾病本质，就应较为全面和客观的认识清楚决定或影响疾病发生发展与变化的综合因素；而综合因素必定是多种或多方面的，若要了解方方面面的疾病的综合因素，首先就必须全面采集患者所有的病变信息，以促使我们从各方面分析并最终综合判断；要全面采集与疾病相关的信息，就必不可少地要采集病脉信息，并通过病脉来发现参与病变的某些因素，来分析疾病某些方面的本质。所以我们说，医学将来都得研究脉诊，研究各种病脉能反映疾病哪方面的本质。到那个时候，现代科学都研究脉象了，而我们中医却说自己不懂脉诊，不懂每种病脉的诊断意义，那会贻笑大方。

（二）以“脉象形成机理”代替“脉象主病”的缘由

中医在临床中之所以那么细致地观察疾病中的脉象变化，并分类出几十种病脉，就是因为通过每种病脉，可以发现和判断出疾病某些方面的本质，即病脉有诊断意义。在传统的脉学著作和现代脉诊教材中，均是通过“脉象主病”来讨论每种病脉的诊断意义的。

历史上之所以出现“脉象主病”的提法，是因古代医家极其强调脉象在诊断上的重要性，例如我们中医的祖师爷张仲景在《伤寒论》与《金匮要略》中都是以“某某病脉证并治”作为各篇的题目，其实此处的“脉证”皆是指“证据”而言，即现代所指的症状与体征，以及生活史、个人史、治疗史、发病和病情变化的客观经过等。也就是说，临床上要通过包括脉象在内的症状体征的现状及其变化来判断疾病性质及性质的变化，并进行治疗。而“脉”放在“证”的前面，只是为了强调脉象这种体征对于辨证的重要性。从王叔和以后的医家，相沿成习，就形成了“脉象主病”这个词。例如，浮脉主风、主表，意为若摸到了浮脉就是风证或者表证。通过“脉象主病”来阐明每种病脉的诊断意义，虽无重大错误，却有不少流弊。不如阐明每种病脉产生的原因和形成的机理来揭示其诊断意义更为科学。为此，我们采用“形成机理”来取代“脉象主病”。

择要而论，我们采用阐述每种病脉的“形成机理”取代每种病脉的“脉象主病”来讨论每种病脉的诊断意义，主要理由有：

第一，疾病过程中出现的各种病脉，只是病变表现出来的重要体征之一，它与其他症状体征一样，只是疾病的现象。我们不能讲什么现象就主什么病。正如我们不能讲“头痛主感冒”“头痛主表证”“头痛主肝阳上亢”，或讲“项强主痉病”“项强主太阳伤寒表证”一样，我们不宜讲“某种脉主某种病某种证”。我们只能依据病证多出现某种脉症的临床事实，反过来依据临床上出现了某种脉，推断其可能患有某种病证，而不是“主”某种病证。

第二，传统脉学书中的“脉象主病”甚至衍生出“某脉主某症”，例如“动脉主痛”“动脉主惊”“弦脉主痛”等，即属例证。如此一来，“脉象主病”的含义似乎就变成了一种现象（脉象）“主”另一类现象（症状或其他体征），这就出问题了。因为“动脉”与“痛”、“动脉”与“惊”、“弦脉”与“痛”之间，并不存在主从关系；同时，“痛”或“惊”均是症状，它们并不是诊断结论，在脉诊中讨论每种病脉的诊断意义时，通过“动脉主痛”

等来阐明“动脉主病”，对于讨论“动脉”的诊断意义是没有实际价值的，并未帮助我们认识和诊断疾病的性质。

第三，脉诊的基本作用和主要价值，是帮助我们“辨证”，即帮助我们分析患者疾病的本质属性（病因、病机、病所属性），而不是借助它的“主病”来判断病种、证候或症状。因此，即使是“脉象主病”能帮助我们判断某种病种，也仍未最终体现脉诊的主要价值。

第四，我们之所以能借助每种病脉来分析疾病的本质属性，是因为每种病脉与每个症状体征一样，均有其形成的机理，即有其形成的原因（如病因）、形成的缘由（如病机）、形成的来源（受何组织器官或脏腑——病所的影响）及最终是如何形成各种脉症的。当我们认识到了这些脉症形成的机理，我们也就同时认识到了疾病某些方面的本质属性，这才是脉诊诊断疾病性质的基础。

（三）病脉“形成机理”的内涵及其排序

从张仲景的《伤寒杂病论》开始，包括王叔和《脉经》在内，一般是从三方面来探讨每种病脉的形成机理的，即从病因、病机和病所（位）三方面疾病本质来探讨的，只不过多数脉学专著常常是在“脉象主病”项目中简单探讨而已。我们基本上承袭了历代医家的上述研究和阐述的思路，在病脉“形成机理”中对导致该脉形成的不同来路（病所或病位）的病因病机，一一加以列述。

因此，所谓病脉“形成机理”的内涵，实指导致病脉形成的病因、病机和病所。

明确了每种病脉的病因、病机和病所的“形成机理”的内涵，实际上就是明确了引起该病的病变本质，也就等于明确了该脉的诊断意义。这就比通过“脉象主病”来提示每种脉象能诊断何种病、证、症，要更具有本质属性，更为明确，更为科学，更能指导治疗，因而也更为实用。然而，同是一种病脉，其形成的机理往往并不单一。也就是说，一种病脉可以是不同病因病机形成的同一现象，或者即使病因病机相同而来路（病所）却不同。为此，我们在论述每种病脉的“形成机理”时，将导致其形成的不同病因、病机、病所尽量全面逐一地列述。

虽然引起同一病脉的病因病机各有不同，但从临床发生的概率来看，引起一种病脉的不同病因病机却有常见与罕见的差异，我们一般将引起某种病脉的常见的病因病机视为该脉的“主因主机”，同时将“主因主机”置于“形成机理”的第一、二条先列述，然后再列述相对少见乃至罕见的病因病机。例如涩脉，我们在其“形成机理”中讨论涩脉的诊断意义时，不但全面列述了导致涩脉的四种病因病机，而且按一湿滞、二停饮、三瘀血、四阴枯的顺序来列述，以明确临床上引起涩脉最常见的病因是湿邪，其次是饮邪，而后是瘀血，比较少见的引起涩脉的病机是阴液枯竭。

如此分顺序列述病因病机，是为了让医者在做诊断时能够分清常变主次，即在临床上发现某种病脉时，能先从常见的病因病机角度分析，先从此脉的“主因主机”着眼来进一步做鉴别诊断。

三、脉象形成机理的鉴别方法

脉象形成机理的鉴别主要有四诊合参与本脉鉴别两种方法。实际上，临床上的每种脉象机理的鉴别都必须通过四诊合参这个前提，虽然古今脉书多强调包括脉象在内的四诊合参对于疾病、证候鉴别诊断的意义，却极少涉及四诊合参对于同一种脉象的不同形成机理之间鉴别的意义，主要是因为切脉是四诊最后把关的基本环节。我们在望闻问之后，对这个疾病的性质，它的病因属性、病机属性，心里已经大致有了七八分定数：这是一个感冒，是风热引起，或风寒闭表……，最后通过脉象来鉴别自己问诊过程中的疑虑，进而，根据脉象来决定最后的诊断结果，因此，凭借四诊合参来鉴别同种脉的不同机理反而忽略不谈了。但实际上，四诊合参无非是已经在医生脑袋里过了一遍：此病亦或是寒风郁热，体内有郁热，外面怕冷，头痛，嗓子干痛，这是寒风郁热；不像是风热感冒，虽有喉咙痛，但风热恶寒不明显，其人恶寒，风热有汗他无汗，不是银翘散证；表寒郁热，是一个类大青龙汤证，虽然不用石膏，但可以用阳旦汤（桂枝汤加黄芩），用些许黄芩、黄连、连翘，清清郁火，未尝不可。最后来摸摸脉，看脉浮紧不浮紧，一摸到脉浮紧，便诊断为表寒郁火。脉象反在程序上变成症状鉴别的最后敲定的因素。

临床的每一种脉象，究竟是何种病因导致的，实际上要结合分析症状和体征，这是基本常识。在临床上，确实有相当多的脉象出乎医生意料之外，这就要求我们不能简单的“舍脉从证”，需要重新审视病例，或者补充问诊或其他诊断的内容。

脉象的鉴别除了四诊合参以外，我们强调的第二点便是本脉鉴别。所谓本脉鉴别就是不同性质的同一脉象可能可以反映出不同的机理，即我们可以通过某一脉象相兼的不同脉象来鉴别出该脉象的形成机理，而非通过望闻问来鉴别，即通过脉象自身来鉴别，这叫本脉鉴别。

第九讲

脉率异常类脉象

一、数脉

（一）数脉之象

就成年人而言，每分钟的脉搏数持续大于79次者，即为数脉。数脉的分级为：如果其脉搏数每分钟持续在80~95次，则为“略数脉”；脉搏数持续在95~120次/min，则是“数脉”；小儿的正常脉象，较成人的快些。

（二）数脉的形成机理与诊断意义

1. 火性和热性数急，可致心、脉、血俱急

火邪与热邪，能导致数脉比较好理解，因为火性急数，热性急迫，以致心跳、脉管的运动、血液的流速都加快，即所谓“数则为热”（《伤寒论》137条）。

2. 正气与病邪相争较剧，可引起气血动荡疾数

除火热之外，较剧烈的正邪相争亦是数脉产生的常见机理之一。实际上，火热之邪所引起的数脉，也含有这种机理，此时正邪相争，邪占上风，即正气与火热之邪相争，正气居较被动之位，而火热占主动，正邪相争比较剧烈，引起气血的动荡和疾急，从而产生数脉。又譬如卫阳与寒气争，阳气与湿气争，亦导致数脉，其形成机理，我们在下面会稍加说明。

（1）阳与寒争

例如，张仲景《伤寒论》51条：“脉浮而数者，可发汗，宜麻黄汤。”很多学习者看到这一条可能会糊涂，心想“脉浮数不是主风热吗？风热证怎么会是‘麻黄汤主之’呢？”此处大家不要搞错，《伤寒论》51条讲的

不是风热证，而是风寒表证。一千八百年前的张仲景已经观察和认识到“病有恶寒发热者，发于阳也”，这句话的意思是：阳经的寒证（尤其是表寒实证），往往表现为恶寒发热相伴出现，此时虽然是寒邪郁遏了阳气，但阳气与寒邪相争，就可以发热，同时也就可以脉数。临床上，表寒证病人发热到40℃时，脉象就很快。表寒证恶寒无汗，寒邪闭表导致头身都紧痛，故其虽有高热，却不能讲它是因火热之邪导致的发热，与此正相反，它的病因是寒邪！那病人为什么会发热呢？是由于人体的卫阳起而与闭于表的表寒相争而发热。发热是正邪相争的标志，人体卫阳对寒邪有抵抗力的表现。与此相反的情况是多数支气管哮喘的患者，感冒并不发热，而直接出现哮喘，究其原因就在于受邪之后，体表的卫阳与体内的阳气不能与寒邪相争于肺之表和肺之里而达到发热的程度。一任表寒直接陷里，导致哮喘。因此，“脉浮而数者，可发汗，宜麻黄汤”的病因属寒，不是第1条所讲的火热之邪；病机属正邪相搏，即卫阳与表寒相搏。临床上很多医生习惯使用板蓝根、抗生素等来退此种发热，但由于打击了卫阳，不仅治疗效果不佳，而且降低了患者特别是小儿的抵抗力，那些孩子每治疗一次抵抗力就往往差一次。我们应该正确地认识到发热引起的脉数的根本原因是卫阳与寒争。懂得了这点，在临证处理时，就要扶助正气，帮卫气一把，驱散邪气，断不可帮倒忙，而用板蓝根、羚羊角、抗生素之类寒性药物遏抑卫阳。张仲景“脉浮而数者，可发汗，宜麻黄汤”正是深谙此道，甘草、大枣扶助卫阳，麻黄发散表寒，这才是从正面帮身体的忙啊。当然，麻黄汤主要侧重于祛邪，邪退，则正不与邪争，患者自然热退，脉象也就不再表现为数脉了。所以此处的脉数，揭示的病机是正邪相搏，是卫阳与寒邪相搏。

（2）阳与湿争

阳与湿争，亦可引起数脉。临床上常见的是里湿，尤其是三焦焦膜（少阳三焦）的阳气（生理性的少阳相火）与湿邪相争之时，其脉常常表现为数脉。焦膜（三焦）“原气之别使也”，是肾阳命火敷布的通道，亦是相火之腑，而水津在体内的敷布是三焦相火蒸腾敷布的结果，焦膜还是表里出入的通道之一。如果湿邪阻滞于焦膜甚至闭阻得很厉害，人体阳气即自然而然地与之相争，此时即可出现数脉；尤其是在正胜邪却，出现

“战汗”的前夕，脉搏往往会跳动得非常快。此处的病因既不是火也不是热，而是阳与湿争。倘若阳气占了上风，突然一身大汗，湿气一外透，尤其是汗能出到腰以下，患者的热也就退了，而汗出“剂腰而还”者，则说明湿闭得较重。临床上，有些患者发热长达一两个月，但一经战汗而退热，随之其脉象就会慢慢地慢下来了。究其原因，这里的数脉不是由于火热之邪，而是阳气与湿争，然而很多中医并未认识到这一点。

但现在发热的患者很少会找中医来看，将来我们中医要把急性病慢慢抢回来，因为治疗急性病最容易造成影响，也就是说最容易出名。“哇，这个医生厉害，发烧 40℃，一次药就烧退了！”“哇，这个医生厉害，我家小鬼抽啊、吐啊，一塌糊涂，一包药下去就没事了！”容易传名。而慢性病，都快要死了，给患者吃了半年一年的药，虽然病好了，但患者连高兴的劲头都没了，他还有精神给你传名呀？因为他为这个病付出了太多太多。所以医生真出名是治急性病出名。但是治急性病出名，首先要在时病上治，治时病首先要治时病的发热。时病的发热，尤其江南岭南地区最多见的外感时病的发热多半是寒和湿引起的。我来到岭南之后，奇怪这里怎么这么多伤寒呢？比江西多得多，比北京都多，真是奇了怪了。原来岭南地区早中晚温差大，更重要的原因是用起空调来了。空调之下，伤寒病是越来越多，人体一受了寒就湿邪凝聚。外感时病，这个岭南之地，湿热之乡最多见的外感是寒和湿，这样便“反自然”啦，发病率怎能不升高呢？

相当多数的缘于寒、湿之邪的发热，正气与这些病邪相争较剧，可引起气血动荡数急，脉象见数。时病之发热须发汗或战汗而解。太阳表证的风寒湿，无论在北方，还是在岭南，退热的时间多是“太阳病，欲解时，从巳至未上”（《伤寒论》9 条）。传统中医理论与临证经验提示我们：太阳表证的风寒湿会在这个时间段好转。可能一些人在学校里没有学六经病的“欲解时”，没学不等于《伤寒论》里没有，更不等于事实上没有，也不等于不重要。

六经旺时，张仲景是从生理上认识也好，还是从病理上认识也好，手足太阳经两经一气的太阳经的经气，最旺的时间在“从巳至未上”，即上午 9 点到下午 1 点，这 4 个小时的时间中太阳经经气最为充盛，这是太阳经经气的自然周期,正常人是这样,病人也是这样。那么,在这个时候,太阳的卫阳之气最强,患者就表现为发热热得最高。热得最高标志着卫阳来复,与邪相争,而发热的结果就是患者自己出汗,就好了,所谓"欲解时",就是指病可能要好的时间嘛。太阳表证的风寒湿,多数是"从巳至未上"好,此时,比较妥当的处理方式是让患者处于一种自然状态,而不是人为的强行干预,卫阳来复,与邪相争,高热的结果自然就是患者出汗,汗出则热退。但还有一种情况,这个时候太阳经卫阳旺盛,与寒邪争,与太阳表湿争,争得比较剧烈出现高热,但正气无力胜邪,患者仍有发热,患者表现为中午时分热度高,头痛、身痛甚,用现在临床医生的话来说,尤其是西医的话来说,就是中午时的病最重,因为上午 9 点到下午 1 点患者的症状最显著。对吗?对一小半,更多是不对的。这个时候的高热疼痛是机体有抵抗力的表现,从这个角度来讲,此时是病情一个最重要的转折关头,无非是还没有转折过来、症状加重而已,这与前面所说的此时(9—13 时)太阳(病)可能要好了属一样的机理,属正邪相搏较剧,只是愈者属正胜邪却,而未愈者正尚未完全胜邪而已,此时无论是"欲愈",还是"未愈",由于正邪相搏较剧,其脉搏往往更"数"。

我们之所以在讨论"数脉"时要讲上面一段话,还有一层意思:中药以自然生态的植物为多,我们用自然生态的植物偏性来纠正人体生态的变异,这就是中药治病的基本着眼点,例如身体变异形成寒邪,我们就用生态自然的热性的东西来纠正它,这就是"寒者热之"。人是生长在地球上的,植物也生长在地球上,这些物质的交换就非常频繁。所以本草这些药跟人的亲和力显得很自然,它们不是人造的化学品,虽然进行了人为的加工,不是完全自然,但基本上接近自然状态,我们以此来纠正和调整人体生态的变异,这样一种治疗方法,它比较容易符合自然规律。所以太阳表证的感冒患者吃了中药之后,退热的时间一般在中午,这是临床观察与多年临床经验告诉我们(包括张仲景在内)的结果。这就有必要向患者交代:你明天中午 1 点钟、12 点钟左右退热,不退热你再吃一剂,退了热,这个方剂不要再用了。如果用西医化学合成的解热镇痛药退热,就很难按照人体自然节律在 9—13 时退热,也较难在一两天内让人体回到"以平为期”的状态（即回到人体的自然平衡正常态）。

有时候患者会把这种能预测几点钟退热的医生当做算命先生，但这哪是算命先生，这是张仲景教的。问题在于患者吃中药之后，中午退热前的一刹那，因为中药帮了身体的忙，而不是像西药一样：不准发热、强行退热，中药不是这样，中医用一点点助卫气的药，一点散寒邪的药，机体还是处于一种自然的正邪搏斗状态，那么，患者在退热前夕正邪相争是最剧的时候，表现为发热热度最高，因此，我们要做到心中有数，如果摸到脉数，而且数得很厉害，需要事先向患者交代一下：今天可能会热到40℃，你别害怕啊，你再咬咬牙，不到1点钟或12点钟左右就会出汗，自然会退热了。倘若我们心里没数，未曾向患者交代清楚，届时一见到发热升高，病人就着急，医生也会慌张，就赶快用退热药或用酒精擦、用冷敷，就是雪上加霜，寒上加寒，错了。那个时候，有些身体好点的人都会热得脸上通红，这叫郁热之色，这个郁热是卫阳过了一点头，这就是出汗的前奏哎。当然发热在40℃以上，我们应该保护一点患者的大脑，但身上一定要捂住。

太阳表证的寒闭表、湿闭表，在中午前后退热的前夕，热最高，脉最数，但绝对不要轻易把它判断为火和热。这个时候你首先要判断正邪双方的性质；第二，比较正邪哪一方面力量强，是驱邪还是扶正。阳气与阴邪相搏斗产生的数脉，千万不要轻易用凉药。这时候数脉的主病是什么？主正邪相搏？似乎传统脉学专著的数脉脉象主病之中，没有人有这样的提法，可这是事实。因此，还是讲脉象的“形成机理”更为恰当，因为每种脉象产生的机理更带本质性。我们这里讲的是客观的需要，也是以事实为根据的。

3. 阴阳气血亏虚

引起数脉的第三个机理就是阴阳气血的亏虚。张仲景不仅认为“数则为热”，还认为“数则为虚”（《伤寒论》137条）。我们理解为数脉还可以主虚证也未尝不可。但其真正含义，就是阴虚、阳虚、气虚、血虚都可以导致脉数。临床的虚证一般可见到不足、虚弱、亏损、枯竭、亡脱五类情况，只有患者虚到一定的程度才会出现数脉，并且患者越虚脉越快，直至亏损或亡脱，还可以出现疾脉。究其原因则是虚阳难以潜藏，阳气浮动；

阴虚难以敛阳，阳气亦浮动；血难敛阳气，阳气亦浮动。血虚的时候，周围身体四肢百骸得不到血之营，“气为血之帅”，心气勉力而为，就会加强血脉的运动，来输送血液至全身而发挥其营养作用，因而脉数。这样几个机理都会造成脉象快，即“数则为虚”。

4. 正常人

最后，还有部分正常人表现为脉略数。尤其自从“二战”之后，发达国家的经济学家所鼓励的模式——泡沫经济，工资越发越多，物价越来越贵，水涨船高，人的生活享受越来越好，物质享受越来越丰富，生活越来越豪华，社会应运而生的就是鼓励英雄，崇拜富翁，搞得这个社会浮躁得不得了，很多人急功近利，恨不得一夜暴富，得几亿也不算多。人人都拼搏，挑战极限……等等诸如此类，导致不少人的阳浮于上，或阳气浮越于外，其脉跳就有些快，出现“略数”之脉了。这部分人之中，有些并未患病，仍可归为健康人之列。

由于正常人的生理常态是“阴平阳秘”“阳密乃固”，所以上述浮躁之人，此种生活工作方式及脉“略数”的时间持续太长，还是比较容易罹患各种疾病的。

至于有些人持续脉浮大弦数而弹指，你讲他是病人，但他没有病，自我感觉可说是“超级良好”，他们共同的特点是吃得（食欲很好）、睡得、玩得、干得、享受得，其中很多人还怕热汗出，有点儿莫名其妙的烦躁和着急，就很难说他完全健康，因为他身体上的上述征象，说明其阳气并不“秘藏”，一派阳气偏盛和阳气浮越于外的日常表现，可见其阳亢已达到了阴难承制的地步；若仍一味“烦劳”，则必致“阳气者，烦劳则张”，而进一步阳亢，一旦超过极限，极易阳亢无制，厥阳上行，有阳无阴，化风突发，甚至暴死。

（三）数脉诊断意义的鉴别

临床上一旦我们发现患者的脉象为数脉，不但提示其病因可能为实性的火热之邪，或提示其病机可能为正邪相搏的实性机理；同时患者也可能缘于阴阳气血虚导致的脉数。也就是无论虚实皆可出现数脉。如此一来，每个出现数脉的患者，其病变究竟属何种病因病机，则需要进一步做鉴别。

1. 本脉鉴别

因火、热及正邪相搏所致的数脉，均脉实有力；因阴阳气血虚所致的数脉，常常兼有不足的脉象，如兼虚、弱、芤、微、细等，甚至兼有大脉。

第一，火热引起的数脉和正邪相搏引起的数脉，它必然脉数有力，几乎无例外。因为它是实证，故脉数有力。

第二，虚性病机引起的数脉则常常兼有不足之脉象。例如气虚所致的数脉，常现虚数，即数脉兼虚脉；或数脉兼弱脉，其脉弱而数；或者数而不受按，按之中间有点儿空。又如阳气衰微所致的数脉，则其脉可现数而细微，即数脉兼微脉。若属阴虚血虚所致的数脉，则常兼细脉，现脉细数；若属阴枯或血脱，则可兼大脉，出现虚大而数的脉象。

2. 四诊合参

数脉究属实还是属虚，究属何种病因病机所致，仅凭脉象本身的差异来鉴别常常是不够的，往往还须四诊合参才能鉴别清楚。由于这部分内容很庞杂，诸君可参考各种证候鉴别诊断的书籍。

（四）略数脉的形成机理

1. 火或热不重，或火热之邪为阴邪所郁阻，或火热郁结，故可致脉虽数而不急，脉仅略数。

2. 正邪相争不剧者，其脉亦可仅略数。

3. 阴、阳、气、血虚，若虚之不甚，则心脉输送气血可不致太急；若阳气虚而难以持续推动血脉，亦可仅略数。

4. 正常人，浮躁之人，可因长期情急致心系急，进而导致脉略数，但短期内尚无大害。

二、疾脉

（一）疾脉之象

什么叫疾脉，就是成年人脉搏跳动的速率持续在每分钟大约 120 跳以上，而脉跳每分钟 110 多跳就不是疾脉了吗？那也不一定，疾脉的脉率大概在 120 次 /min 上下或更快。疾脉比数脉更快，而且是一下接一下，来得急急匆匆，来得很急促，不是阵发性的，而是持续性的，跟数脉一样。临床实践证明，疾脉与数脉不仅有至数上的差别，更有着临床意义的不同，疾脉主要见于火盛热极、虚证的极期，故其论治措施也不完全相同。

（二）疾脉的形成机理与诊断意义

1. 火盛热极

疾脉产生的机理与诊断意义的第一点与数脉相同，皆是缘于火热之邪，只是火热之极时，才显现疾脉。疾脉往往提示热邪很重，火邪很甚，而多见于急性重症感染性疾病，诸如败血症、脓毒血症、大头瘟以及大面积烧伤等。脉搏跳动快到了出现疾脉，治疗时一般应该用重手，用药量要加大，清热祛火药药量要大。

2. 阳将亡，阴将竭，或气欲脱

疾脉的第二个发生机理与第一个正相反，疾脉主虚，却不是一般的虚。临床的虚证一般分为不足、虚弱、亏损、枯竭、亡脱五种情况。“不足”是略略有点儿虚；“虚弱”是指维持人体基本功能的物质缺乏，常常导致机体功能受到明显的影响；再下去，慢性病变常见“亏损”，那就比“虚弱”要重，那就快亡了；“亡”和“竭”“脱”，就比“亏损”更重，病机到了这一步，生命就快终结了，而这三种病机更多的是出现在急性病的后期。这几种病机性质在诊断时应予以区分，比如“阳气脱”就不能写“阳气虚”，血脱不能写血虚，亡阳不能写阳虚，阴枯在急慢性病中都有，阴枯也不能写阴虚。所以虚弱与亏损、亡脱、枯竭不是一个量级，性质上也有质的不同。所以疾脉所提示的虚，与数脉主的虚确有不同，阳将亡，阴将枯竭，气欲脱才会出现疾脉。急性病中疾脉较多见，慢性病产生疾脉的很少，但是有啊！例如虚劳到后期就会产生疾脉。具体针对某种情况的治疗较之常规有原则性的不同，比如说慢性病的阴虚，应该采用补阴法，但阴枯或阴精亏损，就要采用填补法。此时不仅要大补，而且要用血肉有情之品填补，那就不是一般的熟地、麦冬能解决问题的，这时要用阿胶、龟板胶，至少要用大剂的龟板，用鳇鱼肚胶，血肉有情之品填补。

下面，我们结合《伤寒论》217条原文与临证实际再来对疾脉的形成机理进行深入探讨。张仲景在此条中说：“阳明病，谵语，发潮热，脉滑而疾者，小承气汤主之。因与承气汤一升……若不转气，勿更与之；明日又不大便，脉反微涩者，里虚也，为难治，不可更与承气汤也。”有不少人对这一条原文作了错误的解释，其实它对临床许多疾病的治疗是有指导价值的，特别是通过观察疾脉及其在治疗后的转变，来判断邪正盛衰及疾病预后的意义尤为重大。我们现在试分析如下：

“阳明病，谵语，发潮热”，三症说明此时阳明热结，热扰神昏，症见谵语，已属病重。然而，此时虽然出现了谵语，但不是昏迷，只是神志欠清，尚存些许意识，胡言乱语和多语；“发潮热”即日晡潮热，在下午3至7点钟发高热，说明阳明热甚，同时，还出现“脉滑”，滑亦主热；另外，本例尚应有便秘，亦属阳明热结较甚。四症相参，本证性质属实性热邪内结似应毫无疑问，用方当首选泄热攻结均峻猛的大承气汤。然而本例脉象不但滑，而且“疾”，即“脉滑而疾”，这就应该注意了，应该用泄热攻结作用相对缓和得多的小承气汤先试一试了！

当病人的临床表现是一派热象的时候，且其脉象又现疾脉的时候，我们不能只从“火热极盛”一方来考虑问题，一意孤行地用攻邪方药，而是要加倍小心！我们必须知道，疾脉虽然主火热极盛，它还主正气将竭、将亡，而在这条条文中，疾脉的形成机理既有可能是火热极盛，也有可能是正气将竭、将亡，也就是说，疾脉与数脉形成的机理不完全相同，数脉虽然也可能是正气虚所致，而因虚所致的疾脉却不是一般的正虚，而是“阴将枯竭”“阳气将亡”，是虚到了可以直接导致死亡的危重机理！所以，当我们在临床上遇到了与《伤寒论》217条类似的患者的时候，必须清醒地认识此时疾的出现，有“大实”和“大虚”（即虚实夹杂证中夹有正气将亡竭的危重虚性机理，亦属有大虚机理存在）两种截然相反的可能，如果采用一味峻猛攻邪的治法，万一该患者的疾脉是大虚所致的话，就可造成仅存的一点儿正气耗尽而致死！

也正因于此，张仲景才会在《伤寒论》217条说：“……因与承气汤一升……若不转气，勿更与之；明日又不大便，脉反微涩者，里虚也，为难治，不可更与承气汤也。”进一步阐明即使采用作用较和缓的小承气汤，如果患者脉象还是由“滑”转成“涩”，即阴枯或气阴枯竭的病机得以证实，就不能再用大小承气汤了。不过，张仲景当年所说的“难治”，是因为他尚未找到好办法，此时若用增液承气汤或新加黄龙汤，疗效还是很好的。所以，此时摸到疾脉要小心，这条条文就提示这个。

然而，该条文的指导意义并不局限于诊治阳明燥结的问题，而是在很多病的诊治上都有普遍的指导价值，诸如肺炎、心包炎、胸腔积液、大陷胸证的腹膜炎等，一旦出现疾脉，治疗就得小心，攻邪就得留点余地，服药后你还要时时密切观察患者脉症的变化，这条对很多急重病证都适用。例如在肺炎中若脉滑而疾，我们可以在麻杏石甘汤里面加点党参，以防气脱，但不要加多，留点余地，试探一下。

从这里我们还可以看出另外一个问题，中医的诊察手段是很落后的。在这里张仲景等于承认我们医生很可怜啊，有时看了半天病，看得仔仔细细，还会拿不定主意。这里也提示我们中医的诊断治疗水平有待提高和现代化，但不能像现在有些人那样用西医的临床观点直接来套中医。也正因为中医诊察手段很落后，且现代医学也常有诊断和揭示不清的问题，所以我们更应该掌握和运用好脉诊技术，准确采用这种能起到临床把关和规避风险的实用技能。

因此，这里我们不难看出，疾脉除了提示火热之极外，亦提示阳气将亡，阴气将竭。

（三）疾脉诊断意义的鉴别

1. 火热所致疾脉实而有力。它不兼有虚脉，几乎接近 100% 的疾而有力。

2. 正气将亡的疾脉，常兼不足之脉，可以兼有弱微、细微或沉细微等，甚至脉来时有时无，但是脉来得快极了。但是，未兼不足之脉的疾脉，有一部分亦属正气将亡所致，并非全属火热之邪极盛。此时若欲鉴别此疾脉，仅凭脉象是难以做到的，还须四诊合参，甚至药探观察，方能鉴别。

3. 短暂的疾脉多见于正邪相争的极期，诸如患者战汗之前、西医的输液反应等。

三、迟脉

（一）迟脉之象

迟脉是指脉率较慢，脉搏频率低于正常脉率，凡脉搏持续在每分钟 60 次以下，一般就讲它是迟脉。我在四十多年的临床实践中所遇到最慢的持续性迟脉是 36 次 /min 左右，更低的持续性十几次、二十几次的没有见过，但短暂的很慢很慢的，它几十秒钟之内就过去了，这种脉搏慢是突发性的虚证，一过性的迟脉很快可以消失，严重的很快就停跳而死亡，这种一过性的脉搏过缓，不属迟脉。

（二）迟脉的形成机理及诊断意义

1. 寒邪或湿邪阻滞气机

寒邪阻滞气机是导致迟脉产生的首位机理。所谓“迟则为寒”，即属此例。如《金匮要略》痉湿暍病篇：“太阳病，其证备，身体强，几几然，脉反沉迟。”既为太阳证，脉本当浮，何以反见沉迟？是因为风寒之邪客于血脉，寒邪阻滞了阳气的畅通，就可以导致迟脉。

但如果湿邪较重，阻滞气机，除了引起缓脉以外，也可以引起迟脉，这是临床上引发迟脉第二位的因素。寒邪或者湿邪阻滞了阳气的畅通，所以气不畅则血脉难行，故脉迟。

2. 邪气内结，气机不畅

产生迟脉还有一个重要的原因是邪气内结，即邪与气结，邪与脏腑之气搏结，气机不畅，所以脉迟。诸如阴寒凝闭、痰饮内结、瘀血内阻、阳明燥热内结、宿食内停等几种情况。其中，阴寒凝闭、痰饮内结，出现脉迟，比较好理解；甚至瘀血内阻，例如冠心病中的有些病态窦房结综合征的脉迟，也比较好理解；至于阳明燥热内结、热饮互结、血与热结和宿食内停可以引起迟脉，值得我们细细体会。

我们在临床上遇到的大陷胸汤证，张仲景写得很明白，患者高热，一派热象，舌苔黄腻，大便不解，腹部板硬，有按压痛与反跳痛，是典型的急腹症，脉象却迟。《伤寒论》137条“……医反下之，动数变迟，膈内拒痛，胃中空虚，客气动膈，短气躁烦，心中懊憹，阳气内陷，心下因硬，则为结胸，大陷胸汤主之”，此条的动脉（后有专论）和数脉因误治之后，邪气内陷而结于里，导致脉象变成了迟脉就是实例。这种适用于大陷胸汤所治疗的证候中迟脉的形成机理，是热与饮结，气机内结不畅导致的，也就是说，火与水结、与气结得太厉害，也可以导致脉迟。

又如《伤寒论》211条说：“阳明病，脉迟，虽汗出，不恶寒者，其身必重，短气，腹满而喘，有潮热者，此外欲解，可攻里也。手足濈然汗出者，此大便已硬也，大承气汤主之。”阳明病见五六日大便不解，一派热象，甚至其舌苔都可焦黑而厚,其脉象沉实有力的同时却可"迟",那是因燥热内结所致,所谓"结",即为气机内结,故采用大承气汤,此处的"承气",可理解为破气下结,同时攻下实热,荡除燥结。这里讲阳明病脉迟,并非寒盛于中,实为阳明之燥热与糟粕相搏结于气分,结为燥屎,阻塞肠道。一方面腑气壅遏不通,气血流行因而受阻;另一方面,热邪耗伤阴液,血液稠浊而行迟,导致脉迟,而且热结愈重则脉率愈迟。

血与热结,诸如《伤寒论》中的热入血室:"……脉迟身凉,胸胁下满,如结胸状,谵语者……"(146 条),便是血与热结,不能畅通,所以脉迟。宿食证出现迟脉,亦属阻滞气机所致。在 20 世纪六七十年代,我在偏远乡村做医生时就曾治疗过数例胃扩张的食积证。当时的农村生活并不富足,人们缺衣少粮,恰逢端午节,有人吃了三大碗糯米饭,还吃了半斤多肉,大约一小时后,其人便意识不清,血压下降并降至零,在食积的胃扩张初期至血压下降阶段,其脉象多表现为迟脉,脉率很慢,30 多跳,那么这就不能认为是寒了。在临床治疗上,西医当时并没有十分行之有效的治疗措施,而中医针对该病的治疗便显示了一定的优势,中间有一阶段,正虚邪实,要用黄龙汤攻下。

对于迟脉发生机理的认识,千万不可只知有寒,不知其他,但我们必须承认寒是最多见的,然而痰饮内结、瘀血内阻、阳明燥热内结、血与热结与宿食内停这些因素并不罕见,在临证过程中我们时时能遇上。

3. 阳气暴脱,无力推动血脉运行

出现迟脉还有一个比较特殊的机理,就是阳气暴脱,无力行血。但这种机理所致的迟脉持续时间不长,据我临床经验,一般不会超过 40 分钟,多为半个小时以内。例如《伤寒论》349 条的案例"脉滑而厥者,里有热,白虎汤主之",指的是阳盛格阴于外,但壮火食气,随着病情发展可以突然阴阳离决,阳反先亡。本来是脉滑数有力,四肢厥冷,过了一两天左右,患者突然出现大汗淋漓,通身冰冷,脉迟无力,这说明病势向阴阳离决、阳气先脱发展。其实人体非常复杂,疾病千变万化,一般而言,热极之证多半伤阴,但其阳盛格阴,亦可向阴阳离决、阳气反先脱的方向发展。阳气一旦亡脱,脉即可由数变迟。例如我们在临床上就见过肝脓肿在脓肿溃穿的时候,其证有热深厥深证转阳先脱,而脉象突然变迟的。

4. 正常人

现实中，也有少数正常人现迟脉，即生理性的迟脉，尤其是经过长期体育锻炼的运动员，或经常从事体力劳动的人，是身体强壮的表现。

（三）迟脉诊断意义的鉴别

从迟脉的形成机理的复杂性，我们可以看出迟脉的临床诊断意义极其广泛，应该说寒热虚实四种病证均可出现迟脉。因此，当我们在临床上发现患者的脉象是迟脉时，欲判断其究属何种病因病机时，仍需要进一步做鉴别。

1. 本脉鉴别

单从脉象本身来鉴别迟脉的诊断意义，也确有一些蛛丝马迹可寻。

（1）寒邪产生的迟脉，可以兼弦紧，即弦而迟，迟而紧，也可以仅仅是脉迟而不兼有其他脉象。

（2）湿致迟脉，可兼濡或涩，诸如西医所谓的肠伤寒病可以见到相对缓脉，有些过缓的脉实际上是我们讲的迟脉，而且常兼濡脉，因该病常属湿温致病。

（3）饮致迟脉，常可兼弦或兼涩。

（4）痰致迟脉，常兼滑脉。来得相当流利，甚者有鼓指脉。

（5）瘀致迟脉，一般均兼涩象。我在临证中，见到血瘀引起的迟脉都兼涩，有没有不涩的我不知道。我一般是经过四诊合参或治疗效果反证来诊断有瘀血的。在临床上，鉴别引起脉迟涩的原因是湿还是瘀，有时候比较困难。我就遇见过以胸闷胀痛为主要表现的冠心病合并病态窦房结综合征的患者其脉迟涩，而欲鉴别他属湿痹胸还是轻度的血结胸，都很困难；还有以自汗盗汗为主症的高血压、高脂血症的患者脉亦迟涩，我先怀疑他属风湿郁热为主因，经过治疗后才确定他属血分瘀热为主。此种病例均须四诊合参，甚至治疗反馈，才能鉴别其病因病机。

还有，临床上如果出现细涩脉，可认为有点儿血虚；如果只迟涩，不细，就很难鉴别了。因此，必须采用药探试治的方法。

（6）燥热内结所致迟脉，必兼沉实。

（7）宿食所致迟脉，多兼滑象。

2. 四诊合参

由于造成迟脉的病因病机有多种，有时仅凭脉象来鉴别它们是难以达到目的的。所以在鉴别究属何种病因病机导致迟脉时，还须四诊合参，甚至须经过治疗观察，才能形成结论。

四、缓脉

（一）缓脉之象

历代医家对于缓脉的界定，并非完全一致，多数的古代医家和现在的临床医生，均将脉搏缓慢界定为“缓脉”，而在中医经典《伤寒论》中，其太阳中风表证脉“浮缓”的缓脉，确实是一种复合脉，即脉势“软”和脉率“缓”的复合脉，而且以脉势柔软弛缓为主要特征。我认为，从严格的界定和临床实用两个角度来看，将脉率缓慢的“缓脉”与脉势柔软的“软脉”分类成两种脉象，理应更为合理。所以我将缓脉界定为脉率缓慢之脉，并将该脉放置于“脉率异常类脉象”内讨论。为此，我对“缓脉”的界定是：脉搏持续在 60~69 次 /min 的脉象，称为缓脉。

（二）缓脉的形成机理与诊断意义

1. 引起缓脉的病因病机，基本上同迟脉

一般来说，产生缓脉的原因，诸如寒、湿、饮、痰、瘀、食滞等病因病机，均同于迟脉，只是其程度较迟脉为轻而已，也就是说，缓脉形成的机理与迟脉基本一致，属气血运行受（邪）阻所致，只是较迟脉受阻的程度更轻而已。

缓脉形成的机理与迟脉的差异主要有二：第一，导致缓脉的病因以湿邪为主。临床上多数缓脉由湿邪阻滞气机引起。第二，从理论上讲，“热与气结”也可以引起缓脉，但我在临床上未留意到，在文献中也未见过此类记载，所以不敢就此妄加讨论。

2. 脾气虚

缓脉的另一个形成机理，是脾气虚可以导致缓脉。

3. 正常人

在实际中，有些身体比较好的正常人，像运动员与经常锻炼的一类人，常年脉来从容缓和，表示胃气调和，健康无病。

（三）缓脉诊断意义的鉴别

1. 同迟脉。
2. 脾气虚而脉缓者，常兼虚脉，或缓而兼弱。
3. 正常人脉虽缓，却从容充盈。

第十讲

脉律异常类脉象

一、代脉

（一）代脉之象

脉搏动中一止，且行止有定数。

（二）代脉的形成机理与诊断意义

1. 气血虚，且多为心气心血虚。由于心气心血虚，可致心搏与脉动难以接续。

2. 心气、心血或心阳为邪气所闭阻，如寒凝、痰阻或瘀血，皆可致心搏和脉中气血运行受阻而暂时中断。

3. 心包之气或心气郁而不舒，此二脏的气血郁而欠畅，可致心脏血行难以匀搏畅运。

4. 或上述三者兼而有之。

（三）代脉诊断意义的鉴别

1. 心气心血虚所致的代脉，多有左寸脉沉或两寸脉沉，心血虚所致者还可兼细脉。

2. 心气、心血或心阳为邪气所阻而致的代脉，亦多兼左寸脉沉，少数（如瘀血痰阻的少数病人）可左寸脉旺或两寸脉旺；寒闭心阳者，常兼左寸脉紧或弦；痰阻心气者，常兼脉滑；瘀阻心血者，常兼脉涩。（气郁：弦；血瘀：涩；在里：沉）

3. 心包之气或心气不疏者，亦常兼寸脉沉；心包气郁属肝气郁结引起者，亦可兼弦脉。

4. 一般来说，患者出现代脉，我们欲鉴别其病因究属于心气虚、心血虚、心包气郁还是心气不疏，或者判断其究属寒、痰、瘀血中的何种病因阻滞了心气、心血或心阳，多半还要进行四诊合参，依据脉象以外的症状体征作为佐证，进行分析判断。

二、结脉

（一）结脉之象

脉搏迟中一止，行止无定数。

（二）结脉的形成机理与诊断意义

同代脉，但临床上以邪气闭阻者为多见，且程度一般较代脉为重。

（三）结脉诊断意义的鉴别

同代脉。

三、促脉

（一）促脉之象

脉搏数中一止，行止无定数。

（二）促脉的形成机理与诊断意义

1. 阳气渐盛，正欲胜邪。例如："太阳病下之，其脉促，不结胸者，此为欲解也……"（《伤寒论》143 条）。此时促脉产生的机理为阳与寒争、阳气欲胜寒邪，因为本病原为寒邪闭表，当以汗解，而医反用下法，反易致阳气内陷下陷，然而该患者阳气尚盛，不但未出现阳气下陷所致的结胸，并且出现阳气与寒邪相争、阳气欲胜寒邪的促脉（未出现《伤寒论》137 条太阳病医下之，脉由"动数变迟"、"阳气内陷"的"结胸证"），说明此时患者身体的阳气虽然尚未完全冲破寒邪的阻遏，导致脉搏数中一止，但终因阳气欲胜寒邪，而病情必定向愈。

2. 脏气与邪气相争，然为邪气所阻（此时阻遏脏气的邪气常见的有寒、湿、痰、食）。例如"太阳病，下之后，脉促，胸满者，桂枝去芍药汤主之"（《伤寒论》22 条），即属胸阳虽与寒争，但尚被寒气所阻。又如我在临床上遇到的病毒性心肌炎初期患者中，有多例属风热夹湿犯肺经之表、兼痰湿内郁于胸及心包的，其脉均促，亦属此类机理。

3. 风热虽盛，然阳气一时难以接续。例如，《伤寒论》34 条“太阳病，桂枝证，医反之下，利遂不止，脉促者，表未解也，喘而汗出者，葛根黄芩黄连汤主之”，即属此类。

4. 脏气虚弱，阴虚血少，故心搏血运难以接续。

（三）促脉诊断意义的鉴别

正欲胜邪、脏气为痰所阻及风热偏盛者，促脉常兼滑脉；脏气为寒湿所阻者，促脉不兼滑象；脏气虚弱，阴虚血少者，多促而细小无力。

总之，结、促、代均是脉搏跳动当中停一下，但它不会停很久，只停一下或者半下，因此，我们把三者放在一起讨论。代脉是跳几下停一下，这跳几下有定，所以称之为“行止有定数”，行是指脉搏的跳动次数，比如说跳三下停一下，跳三下停一下，脉搏的行止在这个病人身上表现得很有规律，或者有的病人跳五下停一下，跳五下停一下，这个行止很规律的脉象就叫代脉。如果跳得很快中停一下，而且这个停一下前后跳的次数并不一定，跳五下停一下，跳十几下又停一下，结果跳三下又停一下，即为“行止无定数”，这种脉象就叫促脉。结脉则是指在脉迟的基础上发生停跳，它跳动的次数也不规律，只是整体脉象慢，到底跳多少次停一下不一定，这就叫结脉。

结、促、代三种脉象形成的基本机理首先都有虚，例如气血虚、阴阳虚导致气血难以接续，所以脉跳之中就会停一下。第二类机理，则是都可以有实性的机理，就是有阻滞，气血有阻塞，当然，气为血之帅，气阻往往是血阻的前提。结、促、代脉形成机理在大的方面怎么鉴别呢？如果由虚导致的，患者的脉象往往会在促结代的基础上出现一些虚性的脉，比如虚脉、弱脉、细脉，甚至微脉，或者甚至大脉，“脉大为劳”嘛，而有脉代而弱，或者代而细弱等相兼脉象。实性的邪气阻塞引起的促、结、代脉，往往有相兼脉象，如气郁就兼有弦象，血瘀就兼有涩象，气结在里的话，脉象可兼有沉实之象等。上述内容便是大致的机理鉴别，但是具体的鉴别要点，大家可以通过上面的内容了解一些，同时要参证一些脉学书，特别还要参证一些临床书，慢慢肚子里关于脉象主病与脉象形成机理的知识库就可以丰富起来，但关键还要在临床实践中积累。

针对临床上脉动中时有歇止的脉象，我们必须重点强调几个问题：

第一个问题是关于《伤寒论》180条炙甘草汤临床所适用证候的理解，由于张仲景明确提出了“伤寒，脉结代，心动悸，炙甘草汤主之”，使大家觉得炙甘草汤临床适用证的指标既明确又简单，又是中医的祖师爷讲的话，所以大家记忆深刻，甚至将其视为不可变更的定规，但人的体质与疾病谱，由于时代的不同而有巨大差异，因此我们必须从本质上掌握炙甘草汤的临床适应证，是适用于什么样的病因病机病所的证候？张仲景当年谈的是伤寒病，在伤寒病的演变过程中，这个病也在慢慢深入发展，慢慢在损伤患者的正气，同时又在慢慢治疗。开初引起疾病的寒邪明显减轻了，但患者气血的虚慢慢凸显出来了。此时患者先出现这样一种情况：寒邪有点儿残留，有点儿余邪，或者受了寒邪的影响，心阳不太通，所以张仲景用桂枝，在通心阳的同时兼以通散残存的寒邪（如果有点寒邪残留），再加炙甘草、人参来助心气通心阳；其次，患者气血比较虚，因此用炙甘草、人参、麦冬、地黄来补益气血。但严格说起来，炙甘草汤主要适应于少阴的气血虚，什么意思呢？心血虚、心气虚，加之少阴肾、心，尤其是肾阴有点儿虚，所以张仲景的炙甘草汤中用麦冬、地黄这样一些药来补阴，因此炙甘草汤的适应证是少阴的一种偏虚的证候。少阴包括心、肾，炙甘草汤的适应证主要集中在心，也涉及肾。所以后世叶天士、吴鞠通会在炙甘草汤基础上化裁出来复脉汤、一甲复脉汤、二甲复脉汤、三甲复脉汤来填补肾阴，就是因为炙甘草汤是针对少阴心肾的用方。那么，只有当心气心血不足，而且心阴肾阴有点儿虚，同时也有寒邪的残留，心气心阳不足而且欠通之时，才宜采用炙甘草汤“通补”兼施，以桂枝汤去芍药加补气和补阴血药，就可以补阴血而不腻，兼有通散的作用。但是，炙甘草汤是以通为辅、以补为主的方剂，适用于治疗偏虚的证。综上所述，我们不能一见到“脉结代，心动悸”就使用炙甘草汤。

除去炙甘草汤的适应证候，结、促、代脉还可见于临床上的很多证候。比如说血虚可以，单独气虚也可以，血虚气虚合并气血郁滞也可以，其中气郁血滞产生的原因也是多样性的，比如寒凝气机、寒凝阳气，湿或痰阻滞气机也可以脉结、促、代；还有本身的气结，有的人大发一通脾气引起的气结也可以出现脉结代，单纯的血瘀也可以出现脉结、促、代。就西医而言，冠心病、传导阻滞类疾病、病态窦房结综合征，还有各种心肌疾病引起的劳损，病毒性心肌炎、心肌病等，都可以引起心律乃至脉律异常，脉搏行中一止，这些疾病或综合征，从中医角度来分析，均脱离不了前面所讲的病因病机。因此可见，出现脉结促代的病证繁多，治疗时必须要有针对性，即针对不同的病因病机用不同的治则治法，针对不同阶段的病因病机，应用不同的治法方剂，并不是一个炙甘草汤所能解决问题的。

第二个需要重点强调的问题是关于"心包气郁"，它是产生结、促、代脉的重要机理之一。广东岭南地区，比较多发且能够出现结、促、代脉的西医疾病主要有两大类，一是传导阻滞类疾病，二则是心肌炎，当然还有一些诊断不明的。虽然现在心肌炎与心肌病的西医临床发生机理与诊断不甚明确，但从我们中医角度看，"心包气郁"是其中一个极其重要且最常见的发病机理。遗憾的是，"心包气郁"在现代中医院校教科书中未提及，因为不懂"心包气郁"，很多医生在临床上就瞎碰，虽然有些医生能涉及"心包气郁"的一些边沿，却不能彻底治愈，甚至有些医生连"心包气郁"的一些边沿都碰不到，其治疗效果就可想而知了。

一谈到气郁，大家就会想到肝气郁，因为教科书上谈的重点是肝气郁。教科书上这样认识气郁对不对？对！全不全？不全！其实五脏六腑都可以气郁，比如肺气郁，比如湿困脾胃引起的脾胃气滞气郁，肾结石引起的肾绞痛的肾气郁结，心气的闭阻，焦膜的气郁——也就是三焦气郁，上中下三焦的气郁，尤其在岭南地区，焦膜的气郁非常多见，焦膜的气郁很容易陷到心包，引起心包气郁和肝气郁。因为肝和心包均属厥阴经，手足厥阴经同病比其他两经同病还更为常见，就是肝和心包同时生病比其他两经同病还更为常见。比如大家都很熟悉的《金匮要略》五脏风寒积聚病篇"肝着，其人常欲蹈其胸上，先未苦时，但欲饮热，旋覆花汤主之"，这大致相当于现在临床上非常常见的轻度冠心病，早期的冠心病。此类病人的心电图可发现 ST 段压低，T 波倒置，一般会诊断为心肌缺血，并以中老年人为多见，年轻人也有。所谓"肝着"病，是什么呢？就是肝脏的气血的郁滞，就是肝脏的气郁血滞，也就是说还没有发展到气结血瘀，是一个轻证，气仅仅有一点儿郁，血只有一点儿不流畅，肝气肝血不够通畅，从而影响了心包之气的通畅，引起心包气郁，这种病人在临床上间间断断都会碰得上。

张仲景怎么描写患者的临床表现的呢？这种病人“常欲蹈其胸”，如何理解该症状呢？胸痛胸胀，常常是胀痛，或抽痛，或隐隐的轻微的刺痛，胸痛而且多数表现在左胸，心肌缺血嘛，西医讲心肌对缺氧很敏感，一旦心肌缺氧，患者就可能出现左胸痛，痛了以后怎么办呢？他跟桂枝甘草汤“其人叉手自冒心，心下悸，欲得按……”的表现不一样，常常喜欢“动”胸部——“蹈”，手舞足蹈的蹈，动得跟跳舞一样动这个胸部，或者通过运动上臂来运动胸部，或者拍打抚摸胸部。使心胸气血畅通点，就会舒服点，甚至疼痛会暂时消失。究其原因可能是气血的郁滞发生在小血管上，也可能是周围血管的痉挛或心包周围的血管痉挛，反射性地引起心脏小血管的痉挛和部分阻塞，所以，当患者运动了胸部肌肉，就有可能改善局部血运而起到缓解疼痛的效果。

另外，此类患者之所以还喜欢喝热水，是因为热性涣散，能宣通气机，气机通畅而血行亦见畅，疼痛就可能缓解，他就舒服一点。因心包的气郁兼有心包的血滞，气郁的表现在胸闷胸胀而且同时常常伴随着心悸，同时还“喜太息”（喜欢叹气），“太息则舒”（叹口气就舒服），因为无论肝着也好，还是由此引起的心包气郁也好，到底是气郁病机引起的，叹气则可以舒缓气机嘛。观之临床，肝气郁结喜欢叹气，肺气困郁喜欢不停地叹气，上焦焦膜气郁喜欢叹气，脾气郁滞也喜欢叹气，心包郁滞也喜欢叹气。心包气郁的患者“太息则舒”，太息之后什么舒呢？一是胸胀渐减，二是心悸渐减。综上所述，我们不难看出，心包气郁的诊断与鉴别要点：第一是胸闷、胸胀，甚至胸微微有点儿痛，而且胸闷胸胀胸轻微痛的时候，往往伴有心悸。气郁不会引起剧烈疼痛，倘若疼痛剧烈，则有可能是气结，或者阳气凝闭；而一般的肺气困郁、肝气困郁不会伴有心悸。第二个诊断与鉴别要点是，心包气郁在太息以后胸闷、胸胀、胸痛及心悸均减轻。

如果是单纯的心包气郁兼有点儿血滞，就可以应用旋覆花汤：旋覆花、新绛、葱白。但现在新绛难以找到，主选替代药是凌霄花，凌霄花作用很强，当然还可以加红花、茜草根，如果血滞很轻，则可以用丹参、泽兰。旋覆花汤中，旋覆花是君药，疏肝气，疏肝气也就疏了心包之气，入厥阴；凌霄花散肝血，就是活血，活心血，活心包之血，活肝血，而且作用很强，凌霄花定心痛是姚荷生教授发现的，而且是定心痛的首选药。葱白做什么呢？通胸阳、通心阳，到底张仲景时代是寒邪流行，小冰河时期，人一虚了，就更容易抵抗不住寒邪的侵袭。虽然，现代临床流行病学研究亦证实天气过于寒冷，老年性冠心病死亡率就会升高，西医却不认为寒是极其重要的病因，但中医的经验是，这个时候用点葱白，它就会温通心阳，可以使机体气血更通畅；并且不要小看葱白的作用，旋覆花汤不加葱白效果就是差，用了葱白，治疗效果不只提高一倍，治疗的强度也好，而且可以大大缩短天数。那么旋覆花汤之所以治胸胀“其人常欲蹈其胸”，就是因为旋覆花汤在疏理肝经气血的同时，疏理心包之气，疏理心包之血。

临床上，心包气郁可绝不止见于肝着一病，其实，临床上心包气郁最常见的与最重要的机理是由上焦焦膜气郁发展来的。因为少阳和厥阴相表里，手少阳三焦腑与手厥阴心包脏相表里，而且三焦腑与厥阴心包脏在结构上毗邻，它们挨得很近，严格说起来心包和上焦的焦膜都属于膜组织，都是属于膜、焦膜，连在一起的，所以上焦焦膜的病变非常容易陷入心包，而且这样的例子在临床上比比皆是。例如感冒引起上焦病继而引起心理疾病，我就曾治疗过一个感冒、太阴风湿表证的患儿，他就是感冒之后，病变从上焦焦膜慢慢陷入心包引起的心包气郁，该患儿表现出异常的烦躁，异常的容易发脾气，异常的容易感到难受，异常的害怕、恐惧，上述症状皆是心包气郁引起的心理疾病的表现。

下面，我们结合结、促、代脉的形成机理来深入探讨一下某些传导阻滞类疾病或病毒性心肌炎中心包气郁是怎样来的。第一，是由于感冒失治，温邪上受首先犯肺，从肺影响了上焦焦膜；第二，江南和岭南地区的湿气重，热气重，侵犯上焦焦膜的温邪往往夹有湿，所以焦膜湿气郁闭了上焦焦膜，进一步，湿热煎熬形成痰（也有不形成痰，仅仅是湿热），内陷心包。叶天士曾经论述过，“温邪上受，首先犯肺，逆传心包”，时病能逆传心包，脏病也同样容易逆传心包形成杂病。无论是时病还是杂病，只要邪气陷到心包就会引起心包气郁。湿热郁于上焦焦膜以后，可以陷进心包，或者由于湿热痰杂合成邪陷于心包，甚至湿热气郁兼有血瘀亦可以陷于心包，以上种种引起心包气郁的机理就与单纯的“肝着”只有气郁血滞不一样。关键在于其病因不一样，它的病因有湿、有热，甚至有痰，还甚至夹点儿瘀，所以，这类病毒性心肌炎的来势颇为凶险。

如果西医通过病原学、酶学与心电图等现代医学手段确诊了病毒性心肌炎之后，因为心肌炎患者的心肌可能会突然停止跳动，便如临大敌，要求患者绝对卧床休息，其后就用ATP、辅酶Q10等心肌营养药来治疗，但如此治疗以后，有十之六七的病毒性心肌炎变成了慢性的心肌病。中医碰到病毒性心肌炎，则会气定神闲地讲“不用急，不要紧，十几包药就会好的”。因为中医药在这方面具有无可辩驳的优势，而且见效快，疗效稳定。此时该病与旋覆花汤的适应证候一样，同样是邪实的病，与炙甘草汤“心动悸，脉结代”的治法正相反，不能以补药为主，而是一派的疏散宣透药，而且很快就好，快的两包好，慢的也不会超过一个礼拜。这从另一个侧面反映出所谓世界公认的西医西药的治疗方法不一定是最优的。

因为此时病毒性心肌炎的患者除了可能有“心动悸，脉结代”以外，那个时候一派的打喷嚏，流鼻涕，多为流黄脓鼻涕，胸有点儿闷，有点儿叹气，咳嗽有痰，如何判断病情发展到了心包气郁呢，还是依靠前面所讲的那几条诊断与鉴别要点：胸闷的时候就心慌明显，而且喜欢叹气，叹了气胸闷心慌就减轻。心包气郁，无非这个气郁来源于湿邪的压抑、寒饮的阻滞而已。但那个主症不会变：胸闷胸胀甚至还有点儿胸痛，不定时的胸痛，喜叹息，叹息则舒，太息则胸痛心慌得舒，这个时候便可以诊断为心包气郁或心包之气不疏。大家不要一谈心包就只想到温病的营分证，我们应该很好地把基础跟临床、基础跟诊断结合起来。如果是湿热引起的心包气郁，诊断了该怎么治疗呢？应该在辨证论治宣散风热的基础上加这几样药：一是郁金，郁金是宣胸气，而基本上不宣心气，就是说有点儿疏理心包之气的作用，就是说要解心包气郁，我们治它的来源要有郁金；二加上石菖蒲，这时菖蒲和郁金是主药，如果兼着有痰呢？再有痰的郁滞、郁闭阻塞的话，加远志；痰加远志，湿用郁金、菖蒲。

四、乍数乍疏脉

（一）乍数乍疏脉之象

脉搏乍快乍慢交替出现，以致在一分钟之内，脉搏速率不匀，节律不整。乍数乍疏脉在现在的中医院校教科书上没有涉及，乍数乍疏脉就是脉搏一会儿快一会儿慢，一会儿快一会慢，快慢不均，脉搏的速率前后不一致，并交替出现。

（二）乍数乍疏脉的形成机理与诊断意义

1. 气血不足（或虚），同时兼气郁血滞。

2. 气血不足（或虚），且虚风内动，心气浮动。

乍数乍疏脉的形成机理多半是气血不太足，而气血不足，多半是有点儿风（内风或外风），因此在有风动的情况下，应该补点气，息点风，如果感受了外寒，也要疏点风。

（三）乍数乍疏脉诊断意义的鉴别

若气血虚，则可兼现虚脉；若气郁血滞程度较重，则可兼现弦脉，脉疏时可兼现不流利之象；若虚风内动明显，则可兼现细弦脉；心气浮动典型者，则可兼现左寸虚浮。

五、三五不调脉

（一）三五不调脉之象

三五不调脉乃是时时歇止，促结交替的脉象，即一会儿促脉，一会儿结脉，促结交替，跳动的次数三三五五不等，时时歇止，脉搏快慢不均，促结交替，快中歇止或是慢中歇止交替出现，有时三下停一下，有时五下停一下，有时候二十几下停一下，脉动次数与歇止并无定数。三五不调脉是一种复合脉，我们将它放在这里讲，因为它主要表现是脉律异常。三五不调脉是结促交替，其中促脉是数中一止，止无定数；结脉是迟中一止，止无定数。

（二）三五不调脉的形成机理与诊断意义

三五不调脉多见于西医的心房纤颤、传导阻滞、心肌病。它是在气血虚的基础上由其他原因产生的气血阻滞,亦有在阴阳虚的基础上产生的气血阻滞。病见三五不调脉是危象,其预后较结脉、促脉要差许多,此时诊断要四诊合参,治疗宜通补兼施,在补方的基础上用通法,补药多,通药为辅。

第十一讲

脉体异常类脉象

一、细脉

（一）细脉之象

细脉是脉体如丝的脉象，脉管较正常脉象细。在跳动时，指下感觉到脉搏的体形动态比较小，有点儿类似于小提琴的第二根弦。通过多年的临床实践，我认为细脉与小脉只是同脉异名而已。临床上，标准的细脉应该是脉体如丝状。

（二）细脉的形成机理与诊断意义

1. 血虚（或失血）

细脉产生的机理首先是血虚，脉细是临床上判断血虚的主要脉象之一。如果摸到细脉，我们就可以补充问诊，看看患者是否有眩晕、心悸、肢麻、站起来时头晕等症状，如果有，便可以确诊为血虚。各种原因造成的营血不足或虚少，亦包括各种急慢性出血，致使脉管内流过的血量减少，就会形成细脉。

2. 阴虚

慢性消耗性疾病或患者素体阴虚，以致阴血不充血脉而出现脉细；或因呕吐、腹泻、大汗（疾病或误汗下所致），阴津大伤，急性引起阴血不充血脉，也可出现细脉。

3. 阳气大虚

虽然临床上比较少见因为阳虚而出现细脉的现象，但阳气大虚的确可以引起细脉，例如《伤寒论》280 条“少阴之为病，脉微细，但欲寐也”，这个细脉主要是因为气为血之帅，阳气之大虚，特别是心阳肾阳的虚衰，阳气无力推动血液循行脉中，以致气血不能充盈脉道而见细脉。

4. 正邪同退，病情向愈

以上三点，在古代中医著作与现在教科书中屡有阐释，我们不再赘述，下面我们重点讨论一下细脉产生的第四个机理：正邪同退，即病情向愈时可以出现细脉。张仲景讲“伤寒三日，少阳脉小者，欲已也”（《伤寒论》270条），为什么“少阳脉小者”为欲愈呢？伤寒病到了第三天，病传到了少阳，一摸脉结果是小脉，小脉就是细脉，这个细脉说明什么呢？张仲景认为这个病快好了，为什么呢？病气衰了，正邪不搏斗了，病人脉跳不快、不弦，更不大，而且小。这说明正邪都退出了战场，邪退出了战场，因为快被消灭光了；正气退出了战场，是不需要打仗了，正邪同退，那这个病快好了。

正邪同退而出现细脉的机理与临床上战汗之后正邪同退的机理是一样的，例如在临床上一些有经验的医生都见过这样一种典型的战汗：天气炎热时，患者在输液后冷得发抖，牙齿嘎嘎作响，接着一量体温40℃，西医认为是输液反应，有的可能要用“非那根”（异丙嗪），但患者旋即一身大汗，高热便退了。这就是我们所谓的战汗，寒战的同时发热，或者病人感觉到“即而发热”，因为寒战的时候感觉不到热，到后面发高热时，才感觉到发热，也可以讲即而发热，再即而就出一身大汗，再即而寒战高热都退了，这在我们历代医书上称之为“战汗解”。战汗的机理是什么呢？是正邪相争，正邪剧烈的相争，正邪相争之后正胜邪却，尤其是寒邪退却就出一身汗，病就自愈了。战汗之后体温下降的过程中，患者的脉象最常见的表现为比较弱，第二位见的就是比较细，两者皆是所谓的“脉静身凉”，脉静也就是脉搏不快不弹指，脉象细弱。疾病的后期往往会出现细弱脉，当然，大病之后的脉象细弱，反映患者正气虚，正邪同退，正气有些虚弱。如果大病之后的脉见细弱，反映其正气虚，可以适当用点补药；如果是暴病战汗解而得脉细弱，此为正邪同退，我们尽可能不用药，只是要多休息，食用米粥等清淡食物；此时切不可用温补药物，否则，不几日，其人又要发热了，便是叶天士所讲的“炉烟虽熄，灰中有火”的死灰复燃了，稍补正气，但气有余便是火。

当然，临床上也确有不少因输液反应而致高热甚或神昏的病例，应结合病史、临床表现及所用方药等诸多方面因素进行鉴别诊断。如属输液反应，应立即撤除输液，并快速以中西医多种方法来退热和抗过敏，以防意外。我当年在农村做医生时就见过两例体温表“到顶”的患者，其中一例是输液反应所致，高热神昏，经中西医抢救而获安。

“伤寒三日，少阳脉小”，张仲景的这句话是在说脉象有预断性，如果是少阳病摸到了其脉细，就可以断言病人的热，今天、最迟明天自己会退的，而且是蛮可靠的，脉一般都在其他症状之前出现。但前提是我们诊断出了伤寒病在少阳，或少阳之郁火，摸到了脉细，但患者平时的脉不细，这时候的脉细便是正邪同退、病情向愈的确凿证据，我们可以告诉病人快好了，而且不太会出错。所以脉的预测性是脉诊重要性的一个方面。

（三）细脉诊断意义的鉴别

1. 若以心血虚为主，脉可兼现左寸独沉；肝血虚则兼有细弦之象。

2. 若肝肾阴虚偏重，脉可兼现尺脉沉弱；若心肺阴虚偏重，可兼现寸脉沉。

3. 阳气大虚者，可兼现沉弱脉，甚则兼现微脉。

4. 正邪同退，病情向愈者，脉常现细软和缓。

正邪同退，病情向愈出现的细脉，跟前三个机理产生的细脉相比有点儿不同，它来得细软和缓，从容不迫，软软地来，甚至有点儿弱弱地来。

二、大脉

（一）大脉之象

脉体宽大者，称为大脉。大脉体状虽与洪脉相类，但无洪脉的汹涌来势。

（二）大脉的形成机理及诊断意义

1. 邪盛病进

临床上导致大脉出现最常见的病邪是火和热，但其他邪气也可以引起大脉。当邪气势盛，邪盛病进，而此时正气亦不虚，身体常会自然地动员全身的正气与邪气相搏，以致气血充盈脉搏，而现脉大。例如“伤寒三日，阳明脉大”（《伤寒论》189 条），即属此例。

2. 正气大亏

此机理与上一邪盛正实的机理相反，属正气大亏导致大脉。正气大亏之所以会导致大脉，是因为此时人体最基本的功能已经很难维持，身体为了维持自身生命过程得以延续，有时不得不动员残存的阴阳气血与正气至全身，来维持各项重要功能，导致平时较为秘藏的正气布充浮越于身体表里（包括经脉），故出现脉大一类的反强之象。从我在临床上观察到的初步印象看，按正亏脉大发生的概率排序为：阴亏，虚阳外越，精大亏，正气暴脱。

3. 正常人

大脉也可见于健康人，其特点为脉大而和缓从容，寸口脉三部皆大；同时，这种人无论是正常或生病，其脉始终大，长期如此。此即所谓生理性的“三阳脉”。

（三）大脉诊断意义的鉴别

1. 邪盛病进形成的大脉，必大而有力；正气大亏者，脉大可兼有虚象，例如脉象中空而毫不受按。

2. 虚阳外越者，脉可浮大中空；元气暴脱者，脉可虚大而空；精大亏者，可见革脉。

我们前面讲大脉产生的机理是一正一反，因此其诊断意义的鉴别也是显而易见的。邪盛病进的大脉，例如《伤寒论》“伤寒三日，阳明脉大”，既然邪盛正不亏，便是个实性病变，所以其脉象必定大而有力。治疗时，我们必须用“重手”。

虚劳又称虚损，是由多种原因所致的脏腑阴阳气血严重亏损，久虚不复的多种慢性衰弱病证的总称，现代医学中的许多慢性疾病过程出现各种虚损证候、各种重病后期的恶病质状态等都可以归属虚劳一类。在虚劳中，一旦见到大脉，便属于危重症了，因为此时亏虚的程度已比较严重。这也就是我们平时所讲的劳损、亏损、亡竭一类病证，例如阴虚阴枯的脉大，即属其中一类。

《金匮要略》曰“脉大为劳”。虚劳引起的大脉一般兼有虚象，例如脉浮大中空（非芤脉，因芤脉虽也中空，却是按之左右略弹指，而脉浮大中空者却一点也不受按，脉管整体没有力度）。但是虚劳导致的大脉也有少数可出现大而有力者，这时的鉴别就需要四诊合参，从患者的年龄、病程来综合分析，从面色、神态来望诊，从二便是否失禁等情况来问诊，因为肾主二关，如果肾气虚损，可二便难禁乃至失禁。倘若是急性病中出现的虚阳外越或元气暴脱，则脉象可表现为虚大而空，在临床上一旦此类情形出现，纵然采用中西医结合治疗，也危在旦夕，很难抢救成功。

慢性耗损性疾病的精亏证通常会见到革脉。精属阴，“精”泛指构成人体和维持生命活动的基本物质。“夫精者，身之本也”（《素问·金匮真言论》）。精包括先天之精和后天之精。禀受于父母，充实于水谷之精，而归藏于肾者，谓之先天之精；由饮食所化生的精，称为水谷之精。水谷之精输布到五脏六腑等组织器官，便称为五脏六腑之精。应该说人形成身体以后元阴元阳是从元精分化而成的，补精的办法就一定既要补元阴还要补元阳，只有这样填补才会有效。

填补精髓的代表方是龟鹿二仙胶。龟甲胶填补元阴，鹿角胶补益元阳，人参大补元气（以脾气为主），枸杞补血兼有补精的作用，四样药阴阳气血一起补。一般认为补精的首选药是鹿角胶，我通过文献回顾与临床实践发现，鱼肚胶才是填阴补精的王牌药，它偏从阴分补精，却不补阳。造成精亏的原因主要是慢性损耗性的疾病耗竭过度，或劳神过度，或者性生活过度，表现为目光乏神，动作迟钝，精神呆钝，健忘等，脉象可以出现革脉。一般来说，维持人体生命功能的第一线的物质是气血，第二线的物质是阴阳，表浅的物质是营卫，精是原本的物质。气血阴阳的亏虚通过食疗或普通药物就可以治疗，从而却病延年。但精大亏而见革脉者，必须依赖血肉有情之品大剂量填补才行。

再例如先天性的小儿唐氏（Down）综合征，虽然现在全世界都没有好的治疗方法，但我们在化痰除湿的基础上，通过血肉有情之品大剂量的填补，可以明显改善患儿症状。唐氏综合征病理基础也是精亏，在临床上大家有时应用小柴胡汤、金匮肾气丸进行治疗，主要是因为若有水湿痰饮阻滞在患者体内，水湿痰饮不除就行补益，则气机更为阻滞不通，所以必须先清而后填补。相较西医而言，我们中医中药在虚证治疗上的优势在于，我们有大量的补益药物，而西医只有如食物一般的脂肪乳、氨基酸等。

下面结合一个具体的病案来谈一下大脉不同的诊断意义和鉴别。我们接待过一位郭先生，原是汽车制造厂的厂长，现已退休。原有慢性胃炎，后合并胃溃疡，其人懊恼不宁，他的脉象就是大脉，左手有些弹指，根据前面所讲的经验，我便提示他的病情有一定的风险。其直接风险就在胃炎合并胃溃疡有大出血可能，得出此结论的依据是他脉浮大而弹指。对于脉弦浮大而弹指有力的脉象我们要高度警惕，郭先生的胃溃疡病主要由于阳气郁结而生了火，脉大亦提示火热之邪在作祟。“气有余便是火”，生理性的相火过旺就是病理性的相火，刘河间、朱丹溪、李东垣等医学大家都讨论过。张仲景认为“以其人胃气弱，易动故也”，根据我的理解与临床经验，也就是身体哪个部位或哪个脏腑薄弱，那么，这个组织或脏器就易遭受邪气的侵袭而率先产生病变。阳气有余酿生的火邪，最容易伤及血管，对于这种脉弦浮大的患者，则最容易伤及的首先是脑血管，第二位是心血管，也就是冠状动脉，第三位便是人体相对薄弱的部位。如同郭先生这样的胃溃疡患者，就较容易出现消化道大出血，可能大量吐血，或伴有便血。治疗时，我以枳实栀子豉汤为基础方，因为他是以心下懊侬为主。郭先生的胃溃疡用大剂的枳实栀子豉汤治疗后，溃疡逐渐愈合，随之，脉大就平息了不少，其他症状也逐渐消失。

2009 年 5 月 1 日，郭先生再次就诊，其脉大略有弹指，经过我再次的劝告和治疗，并通过较长时间的返家静养，才得以彻底康复，大脉才完全消失。总结其发病的机理，我们用“阳气者，烦劳则张”一句话就可以概括。现代经济发展模式与快速的生活方式，人竭其才，鼓吹英雄，用一句时髦话来讲就是天天在挑战和突破人类的极限。但挑战极限的结果就是人体潜能在不断地耗竭，体内元阴元阳不断地被调动出来，游行于五脏六腑、四肢百骸，久而久之，便会形成一种惯性，这种惯性主要表现在日常的饮食也愈助阳，人体阳气的优势越来越明显，即“烦劳则张”。“气有余便是火”，阳气的优势越大，体内聚集的火邪就越盛。有的人可以勉强自我调节，一旦突破了“阴平阳秘，精神乃治”这种人体的自稳系统，即可失去“承乃制”的作用，便有如“火山爆发”，想依靠人体自身的阴来拮抗已经是不可能的了。因此我们必须懂得“取舍”，要舍去那些会使我们“烦劳”不已的贪欲，才能阳秘乃治，大脉消失。脉浮大作为临床危重疾病的预警信号，还须兼有力、弹指等现象，脉弦浮大弹指多提示预后不良，而若脉大而按之软，相对前者而言，预后向善。

三、短脉

（一）短脉之象

短脉即指下脉管搏动的长度短。短脉在指下，脉动常见于关部，三指并不全有脉搏跳动，或寸脉的前半指无脉动，或尺脉的后半指无脉动，或兼而有之。短脉的长度短，是因为寸前尺后不应指，无脉动。寸前短就形成了寸短，尺后短就形成了尺短，所以一部的短脉也有。而关部独短的脉很少见，因为后面的脉都会补偿上来，前面的脉也会补偿上来，只有关后沉关前浮，或关后浮关前沉，应指弱一点，不会没有。倘若依徐迪华教授所言，三部总长约为6cm的话，短脉则只是在5cm、4.5cm，甚或3cm的脉长上有脉动。所以寸尺的分部脉短有，寸尺都短那就是等于三部都短，三部不足不满指的跳动就叫短脉。

（二）短脉的形成机理与诊断意义

短脉产生的机理按照临床出现的概率，首位的是阴枯，其次是精亏，第三是心、肺、肾气不足，第四是心气阴大虚，兼有心经瘀血，如此排序并未经过严格的数学统计，但从我们整理病例的过程之中，大致有这种趋势，供大家参考。

1. 阴枯

短脉的形成机理在临床出现概率最高的是阴枯。阴枯不是阴虚，它是在阴虚基础上的发展，而且比阴虚更严重。阴枯见短脉是病情危重的表现，如《伤寒论》214条："发汗多，若重发汗者，亡其阳，谵语，脉短者死，脉自和者不死。"阳明病本来就里热亢盛，原本出汗就较多，如果医生一而再，再而三地发汗，进一步逼迫津液外泄，汗出过多，不仅导致阴枯，而且也亡阳。阴枯影响到血，血中的生物活性物质减少后，导致脉管充盈度降低，而致脉短；血液的流畅度减低，而兼见涩脉。

2. 精亏

多见于慢性损耗性的疾病，阴精亏是构成和维持人体生命活动的基本物质不足，临床上哪怕病人有明显的阴亏、阳亏的表现，病人也不会马上死亡，只会出现生活质量低下、发育不全等特征。精血同源，因此也影响了血，气血亏少，不足以满指而短。

我曾治疗过一个曹姓唐氏综合征患儿，初诊时，该患儿不到10个月，有比较典型的唐氏综合征外貌，不知寒冷，不知饥饱，不知吞咽，不知危险；手足纤弱，小便量少而清，夜尿多于白天；大便四五日一行，指纹短；舌质淡，舌苔薄白而净，时有吐舌；头抬不起来，天柱已败，督脉亏损，诊其脉：脉沉细微涩，两尺不应指。诊断为偏于阳虚的精亏，以龟鹿二仙胶合大半夏汤加全蝎为基本方，使用鹿角代替鹿胶，龟甲代替龟胶，并增加朝红参、枸杞子、肉桂；其后用鳇鱼肚胶为主填补肾精。患儿的脉象，一步步得到改善，由原来的沉细微涩变为沉细弱，再变为略沉细弱，直至略细弱；到患儿6岁时，原来两尺不应指，只余尺后略短。现在该患儿已经进入特殊学校进行学习生活。该患儿是一个典型的先天精亏而致脉短，特别是尺脉短的例证。

3. 心、肺、肾气不足

亦多见于慢性的病人，心肺肾的气不足，影响到宗气“贯心脉以行气血”的功能，致使心肺功能衰退，反映到脉象上，脉动不足以满部。心肺气不足者可见左寸短，或不应指，或寸上不应指，或沉，亦有右寸短者；而肾气不足者可见左尺短半指，或弱者。

4. 心气阴大虚，兼有心经瘀血

当今社会，劳心、劳神过度，阳旺就耗阴，阴阳消长，心阴虚心气虚的人不在少数，若兼有心经瘀血，脉则短。当今社会是一个竞争的世界，现代人或多或少都有些心理问题。心理问题在身体上多体现在心情压抑，日久便发展成气郁血瘀。这类人既耗伤了心阴心血，心力难支，情绪压抑，不得宣畅，气郁血瘀往往表现在左寸短，甚至左寸不应指，出现脉只有关尺两部脉，寸脉微乎其微，又短又弱。

5. 气郁血滞或痰食积滞

一般的医书上都提及了，气郁血滞，痰食积滞，也可导致脉短，但在我四十余年的临证中却鲜见典型的短脉，而能够见到的是关脉独浮弦旺有力，寸尺偏沉，从而指下感觉这个脉短。因为饮食积滞于中焦脾胃，气机也就郁滞在中焦，所以右关脉独弦旺；脾升胃降，食滞中焦，则会引起脾失健运、胃失和降，患者反而恶食，与脾胃气郁相对而言，身体其他部位气反不足，于是会出现寸尺沉，反差大一点便以为是脉短，只是指下感觉有点儿类似于短脉。气郁血滞者如果见到短脉，则必定是心经瘀血。气滞血瘀出现短脉，且表现为左手脉短，一般心脏都会有器质性的病变，往往会兼有气阴两虚的症状，而不仅仅是气滞血瘀。

（三）短脉诊断意义的鉴别

1. 阴枯与精亏，往往寸口脉不足三部，寸尺均短半指（寸前及尺后不应指），且常兼细涩脉。

2. 心、肺之气不足者，常寸脉短（寸前不应指）。

3. 心气阴大虚，兼有心经瘀血者，常左寸短。

4. 气郁血滞，或痰食积滞者，常可一部脉弦旺，而他部脉相对不足。

脉象诊断意义的鉴别，首要的工作是四诊合参，我们这里仅仅列出了短脉的本脉鉴别，应该具有比较好的参考价值。对于短脉而言，进行寸关尺分部是完全有必要的，在这里面寸短尺短就具有十分明显的诊断意义。诸如上述的短脉，在治疗时，多数就要用补药，无非是瘀血者要补兼通而已，即在生脉散（饮）、复脉汤的基础上，加用理气活血的药。脉象表现为短脉的虚证，那虚的程度就比较严重，尤其是阴精的亏损，就更为严重。例如《伤寒论》214 条："发汗多，若重发汗者，亡其阳，谵语，脉短者死，脉自和者不死。" 215 条："伤寒，若吐，若下后，不解，……，微喘直视，脉弦者生，涩者死。" 如果危重病人在阴虚症状明显的时候，一旦出现脉短，便相当难以救治。这时候要用大剂的补阴填髓的药来救，要用血肉有情之品来救治，例如龟甲胶、阿胶，包括前面我们论述过的鱼肚胶。鱼肚胶就是鱼鳔熬的胶，药用价值最高的是江浙一带的鳇鱼肚胶，现在亦用白花胶、黄花胶入药。

四、长脉

（一）长脉之象

长脉是对于指下感觉到的脉管长度而言，寸口脉盈越三指，不仅寸部与尺部满指，在寸之前或 / 和尺之后依然有脉搏的跳动，脉体较长。甚者，向上超逾寸部至鱼际，向下超逾尺部。长脉只能于寸尺两部感觉到，不可能在关部感觉出来。

（二）长脉的形成机理与诊断意义

1. 气血阴阳充盈，属生理性质，医家多认为主长寿

《内经》曰“长则气治”，长而和缓，而为健旺之征。但长脉者到底是不是长寿，能有多长寿命？因为我临床只有四十多年的时间，追踪观察不足，况且原来的一些病人失去了联系，所以就不得而知了，但我还是相信我们历代医家的观察。

2. 阳热亢盛：阳热盛则激荡气血，搏击于脉而脉长

另外一个形成长脉的机理，就是阳盛热壅，热邪弥漫，脉搏也会满指，有的超过三部。气血奔冲亢盛，鼓荡血脉而长，能够使气血亢盛奔冲的原因，常见于热邪蒸迫。阳热的形成，可见脉皆长而亢盛，但由于病因不同，其症有别，临床当须分辨。

临床上有些浮大脉的人脉也很长呢，如果其脉浮大弹指有力，虽然是气血阴阳充盈，但“过”者为灾。注意啊，大家以前或以后听到很多课，会听到很多学术讲座里面讲不同意见，作为后学者就容易晕，这不奇怪，他们都提出了依据，但到底谁对呢？那么怎么衡量他们的对与错呢，因为事实需要长期才能得结论，除临床事实与长期观察以外，还有两个办法：一个看他们的依据是否充分，第二看他们是否符合最基本的道理。

曾经有好些人来征询我：某某中医院请了一个“火神”来，请来的那个“火神”，98% 以上的处方用附子用到 100g、200g 呀。其实我也“拜读”过该人士的讲稿，98% 的人用姜附桂之类的热药，所以大家把他叫作“火神”。因此，搞得有些人一天到晚就想“这个病不好，是不是能试一下大剂量的附子，可能很容易就见效”。因为这位“火神”收集的数据多，讲的例子又生动，使人很容易就相信他的理论。但凡事一个度，应该说这个“火神”先生给我们立了一个很好的样板，给我们立了一个很好的启示：我们不能被书本框死，其实附子有时候要用大剂量，而且大剂量的情况下并不像书上讲得那么可怕。所以我很佩服他，真了不起，突破了书上的一些框框。但是觉得他了不起的同时，我们怎么来学习他，怎么来掌握应用“火神”的理论与药物呢？

从《内经》开始，中医就强调“太过”与“不及”。太过与不及，未至而至此为太过，至而太过此为太过，至而不至此为不及，至而不及此为不

及。什么意思呢？到春天了应该暖和，结果还是寒冷，这为不及；如果春天来了过于暖，这是太过。在哲学上、在数学上叫量变到质变。凡事皆有一个度，太过也是病因，不及也是病因，均可对人体造成损害，这不但是中医的基本理论，这也是一个各种学科的公理。我们学东西可别忘记了最原本的、最基础的东西啊。不能像西医一样，发现了细菌病毒就否认寒热，忘记了最基本的事实。人类这个自稳系统需要有一定的量度的，人类在跟体外的周边环境进行能量信息的交流都有一个度的限度，什么都不能太过，什么都不能过少。倘若把一个人关在黑暗的房间里面几年，都会变成个野兽，不会说话，不会思考了，“不及”嘛；但如果摄入的信息量太大了，“太过”嘛。我们讲脉弦浮大弹指的人，他会暴死，是因为他阳气太过了，太操劳了，他太过以为自己可以气吞山河，气吞宇宙了；有些人自认倒霉，一天到晚自认倒霉，结果变了个郁闭证，那又是不及了，或者反过来讲太过自认倒霉了。脉象虽极复杂多变，但概言之，则不外太过和不及两类。太过者，较平脉为太过也；不及者，较平脉为不及也。

药是什么？药跟兵器一样，吃药就是帮助身体打仗，能够不用就不用，“不战而屈人之兵”，上上策也。药是什么？药是比食品这些平和的东西要偏得多、要过度得多的东西，因此才能四两拨千斤。我们要比注意所有进入体内的饮食物更要注意药的度，当然，尚要除却毒品和一些放射有害的东西，而且这个度可不能轻易地随个人的意愿而越过它，不管你喜欢不喜欢，不管你是神仙还是笨蛋，都由不得你，一过度就要害人。所以在以后学习的时候，自己要有一个主心骨，这个主心骨来源于看相关理论与经验的证据是否充分，这个主心骨来源于基本可靠的理论公理，来源于自己的知识，否则就会乱了套，毕竟，中医早就越过了金元四大家的范畴，早就高于金元四大家了。

中医临床要“三因制宜”，一方水土养一方人，人和所有的动植物一样，都是地球环境的产物，人的生命程序跟环境的因素息息相关，禀赋也与环境的偏向息息相关。因此，我们尚需注意患者发病的前提，我曾经治疗过一名陈姓病人，他来自内蒙古，在老家做豆腐卖豆腐，因积冷过多，夏天还穿着棉衣，如依教科书的治法，使用 10g 附子，疗效肯定不佳。再例如四川、重庆，山高水冷雾气多，因此积寒多，积冷多，四川人经常煲附子吃，如同广东人经常煲鸡蛋花、金银花、麦冬一样。日常的生活习惯提高了患者对药物的耐受度，对于广东、香港人，本身就湿热重，如果对其使用一两百克附子，其结果可想而知。

所以，我们临床用药，要注意一个“度”字，这个度应结合中医的“三因制宜”而有所区别。用药时不能有赌徒心理，不能有哗众取宠之态。在学习他人好的经验之时，应有自己的主心骨，防止偏听偏信，以致造成医疗意外。

3. 阳气来复

即脉短的患者，其脉慢慢变长，预示着病情好转。例如《伤寒论》273条：“太阴中风，四肢烦疼，阳微阴涩而长者，为欲愈。”因为太阴经是足经司令，而且“太阴之上，湿气主之”，再分析患者的临床表现，该病可能是太阴经的风兼湿或太阴风湿表证。“四肢烦疼”是四肢的酸楚，实际上是不舒服，因为不舒服才导致“烦”，这类病人喜欢跷二郎腿，甚至，腿脚摆哪里都不舒服，这种情况基本上都是湿邪为患；脉涩，也可能是不流利脉，可能是寒、饮、湿等邪气阻滞气机所致；况且这个病并无“腹满……食不下”等太阴里证，所以该病可能在体表组织的里面，可能是太阴之表，因为脾主肌肉。在太阴风湿表证的诊断之下，而见到脉变长，是正气来复，正气有驱邪外出之象，故为欲愈之候。所谓“长则气治”是也。

（三）长脉诊断意义的鉴别

1. 属生理性质的长脉，脉来从容和缓，六脉平直。
2. 阳盛热壅所致长脉，或兼洪，或兼滑实有力。

五、曲脉

（一）曲脉之象

寸口脉之寸关尺三部不处于一条直线上，脉管弯曲而未反关或斜飞，即寸关尺三部的中心点不在一条直线上面，它不是一根直的血管，张仲景形容其为“其脉如蛇”。

（二）曲脉的形成机理与诊断意义

多因风或风痰之鼓动或流窜所致，因此临床上常见曲而弦、曲而滑的脉象。《金匮要略》痉湿暍病篇的痉证是以抽筋、角弓反张为主要症状的病证，可以出现“其脉如蛇”的脉形。而脉搏不跳动的时候，脉管也是弯弯曲曲的，则主要是动脉硬化造成的，外感病造成的反倒很少见。现在，曲脉主要见于中风、高血压危象、甲状腺危象、产前子痫及嗜铬细胞瘤等。风痰的鼓动，主要指的是内风，就是肝风。应用息风化痰治法可以治疗，但风痰比较顽固，若要纠正曲脉比较难，在长期用药的基础上最好配合食疗，诸如菊花、海蜇头丸之类，海蜇头丸是我的家传方，以海蜇头、马蹄、冰糖熬胶，对阴虚风痰的人特别适用。

第十二讲

脉位异常类脉象

一、浮脉

（一）浮脉之象

“举之有余，按之不足”。

浮脉是几个所谓的纲脉之一，历代医家强调得不行，只要看看《崔氏脉诀》就知道了。浮脉之象是“举之有余，按之不足”，就是轻取的时候很明显，中取就差一点，再沉取就更差。指下的感觉，包括跳动的力度在中沉取时都不明显，这就是标准的浮脉。因为有些浮脉，位置高，但中取有力度，我一般都批为浮旺脉，这不是标准的浮脉。标准的浮脉是“举之有余，按之不足”，其实它是渐渐的不足，所谓“有余”是脉搏搏动最好的部位在浮浅的部位，多数的力度要强于正常人。

临床实际上，不太标准的浮脉更多见，因此取脉时必须严格按照脉诊操作规范来，摸取浮脉的关键在三个手指必须轻放，即自然落下，否则，指力一大，浮缓脉，甚至虚浮脉等都会错过。浮脉从“举之有余”到“按之不足”是一个渐变的过程，我将浮脉粗略地分为四类：

（1）浮：浮取就明显，中取不太足，沉取就更不足，即上述典型的浮脉。

（2）偏浮：接近于标准的浮脉，比其明显程度稍差一点。浮取应指比较明显，中取亦比较明显，浮取中取应指差不多，但是沉取就不足，并不似标准浮脉浮取非常明显，中取就不太足，沉取就更不足。

（3）略浮：在浮取的切脉指力上要稍微加点力它才比较明显一点，

如果浮取不太明显，但浮取可以感觉得到，中取也感觉得到，沉取就不足，那就叫略浮。这也叫略浮，它的位置不是那么表浅。

（4）微微浮而弱：如果浮取相当弱，浮取力度并不大，中取力度也不大，沉取不显，这个时候要写微微浮而弱，略弱。如《金匮要略》中风历节病篇“少阴脉浮而弱，弱则血不足，浮则为风，风血相搏，即疼痛如掣”，其中的浮脉就要写微微浮，就是在浮取这个位置上感觉的显著度逐步降低，但是它在浮取时，确实又感觉得到，而且沉取并不会超过这个脉的时候，可以描述为浮，但是根据它明显程度的递减，最佳的描述是浮取弱，或者微微浮而弱。

除此以外，我们还有必要讨论一下旺脉与浮缓脉的指感特征：

旺脉：浮取明显，力度也比较好，比正常人的强，但中取时比浮取时的力度更强，似乎有点儿弹指。历代典籍上记述的很多浮脉实际上就是旺脉，旺脉不一定提示表证，而浮脉绝大多数是表证。

浮缓脉：浮取力度不大而软，但应指明显，不比正常人有余，中取力度更差；浮缓脉浮取软，中取、沉取就更软，只是其力度浮取比中取、沉取有余而已。

总之，临床上判断是否是浮脉的关键在于：轻取脉搏非常明显。

（二）浮脉的形成机理及诊断意义

1. 邪气犯表，正气与邪气相争于体表

外邪侵袭肌表，机体为抵御外邪，气血趋向于表，与入侵之外邪抗争，正邪相争于表，人体之气血营卫与邪相争于体表，太阳表证正邪争于皮毛，脉象往往为浮脉；太阴风湿表证正邪争于四末，脾之表，脉见浮缓脉；阳明则正邪争于肌肉等，也可见到浮脉。气血阴阳趋向于外，则脉象会在浮浅的位置表现出来。历代医家皆曰“浮脉主表”，但临床经验与文献记载都提示，出现浮脉的证候并非皆为表证，表证也未必现浮脉。

2. 风邪鼓动，致使气血运行于体表

此处的风邪主要是指内风，或者经脉之风，即风客经隧。内风是体内气血的逆乱和妄动所产生的，特别是阳气亢逆变动而生风，因其病变似外感六淫中风邪的急骤、动摇和多变之性，故名。因内风鼓动，气血亢逆，则营血亢逆于上，亦趋向于外，而运行于体表，脉中气血充盈。中药里面的全蝎、蜈蚣搜风通络，搜经隧、筋骨里面的风，相对于皮肤肌腠，上二者所治的风就更深一点，因此，其脉象也可以沉，但风的窜扰性强，脉象也可以浮，甚至肝风窜扰也就可以见到浮脉。这类表风就比桂枝汤的表风更深一点。里风的浮常常是旺或浮实，少部分表现为标准的浮脉。

3. 阳气浮越于表

浮越二字是约定俗成的，所标志的是虚性机理，诸如阳虚、气血大虚等，但某些过于豪迈、野心勃勃的人的阳气也可以浮越于外。阳密乃固，阳气失去了秘藏才会跑出来，同理，气也会失去内敛、内守。在泡沫经济之下，大量物质财富与医疗保健的投入，人的寿命应该增长，理论上，生活比美国人悠闲的北欧人应该更长寿才对，但现在统计数据好像还没有这样显示，当然还有其他很多诸如常见病、多发病等因素的影响。阳密乃固，气内守乃固，这是身体的常态。阳气要运行的时候，能拿个 1/4 或 1/3 出来运行就可以，多数的潜藏于内，这是正常生态。比如我们常说的“黄芪走而不守”与“党参守而不走”，黄芪可以促人之脾气、肺气上升、外溢、通达；党参，就促进人的气一部分运行，大部分内守，所以叫“黄芪走而不守”“党参守而不走”。如果这个正气完全不内敛，都到外面去了，则是一种虚浮的现象。人体都没有储备了，投资已经到了倾家荡产的境地了，那就可能碰到资金链要断裂的问题，这就是虚啊！

（三）浮脉诊断意义的鉴别

1. 邪气犯表所致浮脉，可因邪气的不同而兼不同的脉象

如果是表邪所致的，其脉可浮，也可以浮弦，并非张仲景时代的脾虚之人受风，而见“脉浮缓”；现在社会浮躁急躁的结果，人一伤风，除外小儿，成人多半脉浮弦，弦也主风。伤寒病中风这个层面上，特别是男性患者，哪怕是表风也多半脉弦。如果兼寒可以脉浮紧，兼湿可以脉浮缓，也可以脉象不流利，欠流利，甚至脉浮涩，当然，此时人体的湿气大大的厉害，表里同湿；表湿，脉也可以浮濡，倘若表里同湿，单纯的浮濡就很少见；如果兼风火，那就脉浮数，风热脉浮数。如果是邪气犯表，脉象一般是标准的浮脉，但是这样的情况比较少见，我们不能说邪气犯表，病人肚子里一点病都没有，表会影响里，新病也能影响宿疾。所以标准浮脉临床上反比较少见。

2. 风邪鼓动所致浮脉，常脉浮弦，且中取更有力

如果这里的风局限于内风的话，那么，风邪鼓动的浮脉，中取往往比较有力，但应该这样讲，多数中取的弦脉比浮取的弦脉还更弦点，明显的弦脉显在中取时，虽然脉浮取也弦，但是中取就更弦。

3. 因气血或阳气大虚所致浮脉，脉常虚浮，浮大或浮大中空

如果是正气大虚，气要脱了；阳气浮越，阳要脱了，要亡阳了，往往身体强的人能多挺一会儿，这种浮脉就可以是虚浮脉，也可以出现浮大或浮大中空，而浮大和浮大中空会出现两种情形，一是浮大不中空而有反强象，比如出现弹指脉、革脉等，第二种则是出现一般的浮大中空脉。

通过浮脉形成机理的鉴别，在临证时，我们就有的放矢，表邪要透表，风邪所致的要息风，阳气虚浮就要补而潜降，补而收敛。

二、沉脉

（一）沉脉之象

“举之不足，按之有余”。

沉脉的指下感觉，是浮取时脉搏跳动不明显，但随着中取和沉取，指下觉得脉搏跳动越来越明显，《脉经》“举之不足，按之有余”这八个字描述得十分精要。标准的“举之不足”是指与正常人脉象浮取时的力度相比要小；所谓“按”是指取脉指力加压到一定程度并接近肌肉层，指下有明显的抵抗感；与正常人相比是“按之有余”，即沉取时比正常人的脉搏跳动更明显，这是绝对有余；但亦有相对有余，只是沉取时脉象的力度超过浮中取，却弱于正常人。

（二）沉脉的形成机理与诊断意义

1. 邪气侵犯脏腑（主里），以致气或血郁结于内，或阴阳被邪所压抑

历代脉书，包括现在的中医教科书，基本上都认为沉脉主里，其实不然，只能说摸到沉脉多半属里证，如果说沉脉主里是常例都有点儿勉强。

邪气伤及体表、皮、毛、肌肉、筋骨、脉等体表组织，说明病变轻浅，难以危及生命。邪气伤及脏腑，说明邪气已经深入到人体内的核心地带，便有可能危及生命。出现六腑的病变，说明邪气已经深入体内；而五脏是人之根本，倘若伤及五脏，邪气就已经非常深入了。

实际上，正气受到在里邪气的压抑，正邪相争于里亦可脉沉。邪伤脏腑之气甚至脏腑的阴液、血和脏腑之阳，正气都会奋起而跟邪气搏争于里。就像二战时期的列宁格勒保卫战与斯大林格勒战役一样，几十万人投入战场，在核心地带拼老命。所以这个时候，脉搏反映气血战斗的场所就在深层次，所以就在比较沉的地方表现出来。所谓沉是“举之不足，按之有余”，就是说轻取脉不明显，中取才开始明显，沉取更明显，标准的沉脉反映气血搏争的场所就在深层次。然而，“邪之所凑，其气必虚”，正邪搏斗的结果都会消耗正气，所以越重按越有力的标准沉脉，临床上也比较少见。正气稍微虚一点，重按脉搏就显得没有力了，所以一般的沉脉是浮取不足，中取就明显，沉取也明显，但不一定比中取更明显。邪气深入到脏腑体内跟正气相搏，那就是中医所讲的里证。所以就多数情况而言，沉脉主里是成立的。

2. 气、血、阴或阳的虚亏枯竭

临床上，虚证多数脉沉。气虚、血虚、阴虚、阳虚，正气虚到一定程度，哪怕是标准的虚也好，还是正气略有亏损也好，脉象都会见沉。虚证的人体缺乏鼓动力，或者缺乏生理活性物质，没办法把脉管充盈起来，所以脉象搏动的幅度就会降低，就会潜藏于深处。枯竭亡脱都可以导致脉沉。人体之气血是以保内脏为主，所以一些阴阳气血虚的人，一到冬天手足都是冷的，因为气血要保内脏，只能放弃保护体表了。但只有虚到很虚，正气外越才会浮，即所谓的虚阳外浮，正气、气机外浮欲脱。所谓邪气内闭，正气外脱，那才会脉浮；而亏损、轻度枯竭的时候，一般都是显现脉沉。里虚也是里证，脉象自然也会沉。

3. 邪气（主要指寒、湿、饮、痰、瘀）闭阻厥阴、少阴之表，甚至部分阳明、少阳、太阴之表被邪所闭，亦可现沉脉

这第三点是我的家学与自己多年的临床经验所得，可能会有不少人对这一点心存疑惑。主要原因是，现阶段对于“表证”症状的认识总不出《伤寒论》中所记载的太阳伤寒证、中风证的临床表现与温病卫分证的临床表现，从而将“表证”的概念与临床意义狭小化，这也是我们中医之所以丢掉了急性病的阵地最重要的原因，也就是在诊治很多疾病时“失表”,不识表证,也不知表证可以脉沉。所谓“失表”即漏过了疾病“表解”的机会。

比如前面论述脉结代时,我们举的那个有关病毒性心肌炎的例子,治疗时,哪怕用桑菊饮加藿香、郁金,或石菖蒲,或加点远志,都比炙甘草汤效果好,也比西医直接治疗“里”好得多。临床上之所以很多心肌病会迁延十几年,甚者数十年,关键就在于大多数中西医均失了“表”。因为该病是由表犯肺,由肺陷三焦,由三焦陷于心包,而且它的表寒未罢,表邪未尽,尚有咳嗽、喉咙痒,其源头在于表风,如果不用桑菊饮之类的方剂解表,就是主要治疗方法选择上的错误。

中医治病的第一原则是因势利导,首先,病毒性心肌炎是由表而来;其次,表寒等表邪成为该病的源头。从西医的角度看,柯萨奇病毒还在呼吸道繁殖,源源不断地伤害着心肌,所以,首要清理呼吸道,要让呼吸道的病毒不能生存,心肌才可能安宁。该病的病势是由表陷里,因此我们的治疗要“见病之源”,从内到外地透发邪气,这个势头千万不能搞错。患者之所以一直顽强地表达着咳嗽、喷嚏、流鼻涕、发热等症状,身体非特异性免疫力会表达如此充分,就说明身体不甘休于体表的这些邪气,因此必须把这些邪气清除干净。虽然当前的疾病已经变化为病毒性心肌炎,身体依然以咳嗽、喷嚏、流鼻涕的形式提示医生,主战场还在表,正气还在顽强地搏争,以期驱邪外出;身体还在发热,体内的正气都在体表,营卫都在体表那里与病邪作斗争,因此,治疗时必须顺身体之势用药,因势利导,才可能四两拨千斤。

另外,了解疾病发展的势头,我们还须了解疾病的来龙去脉,该病由上呼吸道感染起,经过一两天后,才出现咳嗽,再过几天才出现胸闷,脉结代,虽然也有病变发展迅速者,两三天之内就出现脉结代,但该病初起就是表证,由上呼吸道感染,或快或慢地发展而来。所以,重新审视表证的证候分类是临床实际的需要。

再例如,现在杂志上连篇累牍报道,应用龙胆泻肝汤治疗带状疱疹,其治疗效果诚然不错,但治疗时间长,又难以断根,关键也在于“失表”。应用龙胆泻肝汤治疗带状疱疹其着眼点在于龙胆泻肝汤可以清泄肝胆之湿热,但忽略了两个重要问题,一是该病初起基本上 90% 属于表证,二是除了四肢百骸、体表组织的器官属表以外，经脉相对脏腑来讲也属表。肝经病变并不完全属于肝脏里证，邪在经脉尚未深入到肝脏，所以使用龙胆泻肝汤治疗体表的带状疱疹很难说不是误治，属于“失表”。我应用金银花、苦丁茶、青蒿等走表之药治疗带状疱疹收效快，易断根。

临床上的表证多，“失表”的病也多，诸如白血病、系统性红斑狼疮、癌肿、脑瘫、截瘫等疾患的治疗都经常存在这个问题，不胜枚举。到我那里看发热的病人，其中90%以上抓他去打针他都不敢打，因为病人尝惯了中药的甜头，平均一天半退热嘛。其关键在于我能审出表证，还能解决表证。因此，表证是一个大问题，“失表”是个大问题！

而“失表”产生的原因又是什么？直接原因是现在的教材，连“六经皆有表证”都没说，从而把麻黄附子细辛汤搞成了一个太少两感，实际上，那是少阴表证，否则能用麻黄细辛发表吗？其次，失表的问题还有临床上的问题，因为临床上很多表证脉沉。

例如，张仲景《伤寒论》300条写得很清楚：“少阴病，始得之，反发热，脉沉者，麻黄细辛附子汤主之。”本来发热是显于体表之症状，而且少阴病是“始得之”，可能是二三日，脉应该浮，而且是外感寒邪。但怎么太阳表这层的营卫一点抵抗力都没有呢？这就是反常现象，张仲景在这里用了个“反”字，所以写了个“脉反沉”，麻黄附子细辛汤主之，这是不正常的现象。张仲景在这里等于讲，大部人正气还不至于连感冒都挡不住，连鼻塞都没有，鼻涕流都流不出来，打个喷嚏都打不出来，头痛身上痛都痛不起来，就一竿子插到里面，越过了阳经，插到了阴经，立刻表现为脉沉，这是反常的现象，“脉反沉”。这就是我们的祖师爷，任何对科学家的赞美之词堆到张仲景头上都不为过，他是我们中华民族的骄傲。

为了临床的实际需要，自己想来想去没有办法，有关于这个沉脉产生的机理，必须加进第三条去。什么意思呢？就是说“脉沉主里”在一定程度上误导了大家。从多数来讲脉沉是反映里证，这是没错。但是我们天天可以碰到脉沉的表证。只要我们的病人数达到一定量，只要人家相信我们，找我们看时令病、急性病，天天都可以碰到脉沉的表证，因此我将表证可见沉脉加入沉脉的形成机理之中，还不要说经典上早已有之呢。

我曾经在广东省中医院做过关于“太阴风湿表证”的讲座，其中的一个典型临床病例就是一个脑瘫患儿，该患儿眼睛不会睁，喉咙不会吞，手脚不会动，不会翻身，而我却采用了解表的方法，当时基本上所有的人对此都大惑不解。我辨证的依据来源于《伤寒论》278条：“伤寒脉浮而缓，手足自温者，系在太阴。”在我治疗之前的事实证明，绝大多数医生在该病的诊治过程中都失了“表”，没有从感冒开始治，由于误治，该患儿在治疗过程中心跳呼吸都停止了三次。究其原因，最大的可能就是“沉脉主里”误导了大家。

如果是少阴之表证、厥阴之表证，常例是脉沉，几乎脉必沉。但由于太阴经系于肺，肺主皮毛，足太阴经系于脾，脾主肌肉，所以脉既可以浮，也可以沉。只要肺气还有一点残存，脾气还有一点残存，就像上述脑瘫患儿，只要呼吸心跳一恢复，正气就会与邪搏斗于皮肤肌肉，就出现手足自温。虽然肺气脾气大虚，甚至大肉脱尽，但呼吸心跳一恢复，正气就与湿邪搏斗于四肢之末，出现手足温温发热。这等于大自然在告诉我们，病人在告诉我们：你们要给我解表啊，你们看我正气都在机体的表层跟病邪作斗争呢。可千万别像某些人一样冒充“上帝”，人工周期来了，人工关节来了，猪的心脏换人的心脏来了，医学的主要方向不在这里，这只是迫不得已的办法。医学归根结底还是在于观察，要细致观察身体的反应，有正邪相争于表之象，就得解表！

太阴风湿表证的脉为什么浮呢？肺主皮毛在上，脾主肌肉，所以《伤寒论》的注家把太阴叫作“开”。在理论上，阳经中，太阳为“开”，为“六经之藩篱”；阳明为“阖”，主要主三阳之里；少阳主半表半里的枢纽之经，所以叫“枢”。三阴中，太阴为“开”，少阴主里为“阖”，厥阴就主“枢”。在临床实践上，这个“开”跟脏腑的生理病理分不开，因为肺在上主上、主皮毛，因为脾主肌肉，所以体表组织跟它们关系比较大，所以邪中太阴可以脉浮，也有脉沉的；而阳明主“阖”，主里，所以阳明表证也可以沉，但脉浮的多一点，脉沉的也不少。

临床上，除却太阳表证、手太阴肺风温证以外，其他表证均可脉沉，也就是说，太阳表证和手太阴肺的风温证，一般见浮脉，沉脉非常罕见；足太阴表证可以见到脉浮，也可以见到脉沉；阳明表证其脉可以沉，但脉浮者亦不少见；其他经的表证，尤其是少阴、厥阴表证，几乎脉必沉，至少其脉不浮。

三阴经从属于五脏，正气不虚，邪气很难越过阳经直中三阴。倘若邪气能够直中三阴，病人往往素体有正气的不足。前述太阴表证的发病多见于脾肺之气不足之体。脏腑主藏，藏精而不泄，脏腑的虚损，即使是三阴表证，由于脏气不足，不足以跟邪气相争于体表，或邪正交争不剧，所以难见脉浮。太阴主“开”，太阴的风湿表证当然可以脉浮，而太阴伤寒表证同样可以脉沉。

再例如阳气虚的哮喘病人，一感冒，喷嚏还没有打两个，咳嗽都还来不及咳，就喘起来了，根本不会发热。现代的医学家聪明，但聪明有限，聪明的地方在于科学家很客观，可以如实地描述疾病的临床表现：哮喘病发作时，不会发热，一受了寒，一吹了空调，病人就喘起来了，但为什么不发热呢？为什么不像肺炎喘嗽一样发热呢？西医书籍上不讲，甚至连中医书上也很少涉及，这就很不正常了。

素体正气不足的哮喘病人哮喘发作时不发热的原因，就在于邪气直中三阴，倘若主表的肺之正气不虚，邪气都难以直中三阴。上述哮喘发作的机理关键是卫阳不足，肺气不足，阳气不足以与寒邪争，不足以在体表与寒邪争，所以才不会发热，也不会像多数麻黄汤证的病人一样，发热恶寒，头痛身痛骨节痛。“病有发热恶寒者，发于阳也，无热恶寒者，发于阴也”（《伤寒论》7 条）。所以，这类病人是无热而怕冷，尤其小儿患者，自身阳不足特别明显，所以我们一定要培育他们的阳。也就是说，邪气如能直接停留在三阴，往往有正气不足的素体存在，所以疾病随着体质走，到目前西医还很少懂这一点，但我们中医懂，这正是中医的优势。如果哮喘的病人，吃了药后，把压抑阳气的因素慢慢消除了，再适当补点阳气，病人的身体会自己恢复起来，哮喘也不再发作了。这一点在小儿患者身上表现得尤为明显，我们透掉了饮、寒、湿等压抑小儿阳气的因素，阳气自己就逐渐会生发起来。到后来哮喘发作前，一感冒，病人也能发起烧来了，我们赶快“恭喜，恭喜”，倘若烧到 40℃，便是大喜特大喜了。发烧正是人们抵抗力的重要机制，也是重要表现，见烧退烧，哮喘就是这样来的。本来是感冒之类的轻浅疾病，在大量使用抗生素、激素及清热解毒中药的情况下，压抑人体阳气，后面变成了气管炎，再压抑阳气，不得了了，湿气更重，寒气更重，甚至变成了饮邪，哮喘就来了。现在的哮喘，恐怕很多都是如此造成的医源性疾病，医院越办越多，病人只可能会越来越多。中医的根基在于临床疗效，如果我们能不“失表”，努力提高我们的临床水平，我们是可以抢回大量急性病时病病人的，甚至可以抢到危重症病号。

现在，我们必须要为后抗生素时代做准备了，抗生素是必然要失效的，到那个时候，急性病必定要流到我们中医一部分，将来大部分时病的病人必须由中医来治，这个机会是为有准备的人而设的。如果这个医生有本事，便会有源源不断的病人，但前提是要懂得表证，懂得表证可以脉沉，这样就会挖掉很多慢性病、顽固性疾病的源头，世上的人会少生很多病。

临床上，如何判断表证呢？其诊断依据的重点在三个方面：首先，患者的症状、临床表现是否侧重于体表的组织、器官、经脉；其次，患者是否有感受外邪的病史，主要包括风寒暑湿燥火六淫与疫疠之气等；第三，患者的临床表现无明显的里证，所谓里证即《伤寒论》第252条所讲的里证：“伤寒六七日，目中不了了，睛不和，无表里证，大便难，身微热者，此为实也。急下之，宜大承气汤。”是疾病入脏腑、气血、骨髓所表现的证候，一般以各种脏腑症状为主。表证多数在初起，亦有迁延二三十年者，其临床表现以营卫的症状为主，卫分的症状主要有恶寒、鼻塞、流涕等；营分的症状主要是体表出现斑疹、麻木感、瘙痒、疼痛及肌表的红肿等。除却太阳表证、手太阴的风温证以外，其他表证大都可脉沉。

实际上，麻黄附子细辛汤是针对少阴表证解表的，单凭一个脉沉就判断为太少两感是不足取的，必须结合有无里证进行诊断。倘若无少阴里证的表现，太少两感的诊断就无依据，如果错辨错治，可能会导致病人的死亡。真正的伤寒太少两感出现在《伤寒论》92条“伤寒，医下之，续得下利清谷不止，身疼痛者，急当救里，后身疼痛，清便自调者，急当救表，救里宜四逆汤，救表宜桂枝汤”。

注意啊，这才是真正的太少两感！张仲景把它的特征描述出来了，而且张仲景在这里写得十分客观，他说这个病人"下利清谷"，所谓"下利清谷"，一是，完谷不化，泻下不消化的食物；二是，粪的颜色很淡，粪中有水，水都是透明的，病机十九条里面不是讲过"澄澈清冷，皆属于寒"吗？张仲景认为这里有少阴的虚寒证。除了有少阴的虚寒证，病人还有症状，还有什么？"身疼痛"。"身疼痛"是一个表证的临床表现，的确张仲景也确定它是表证的临床表现，而且是太阳表证，跟麻黄汤里面的腰疼身痛、骨节疼痛一样，只是程度没有那么重，痛得没那么厉害。因此，张仲景认为出现上述的症状就是太阳少阴同时病。两感来自后世医家引《内经》的内容，说这是太阳少阴同时发病，两经同时感受寒邪，这就叫太少两感。

两感的基本特点之一是"不得尽期而死矣"，不会传六天死，不会循环一遍，经尽而死，可能病人两三天就死了。太少两感是一种急性危重证，否则张仲景不会用"急当救里"这样的措词，"急当救里"首要以四逆汤抢救患者的生命，否则会死人；其次，便是强调此时不可解表。只有"后身疼痛，清便自调者"，再拟桂枝汤。张仲景在此处制订了严格的治疗顺序，可这个时候不要傻到了头，为什么呀？太阳之里就是少阴，患者已经阳气大亏，已经虚寒到了下利清谷，一发太阳之表，汗出便可以亡阳！临床上我们得到的此类教训已经不少了。例如，我治过的71岁田姓糖尿病老人，因为长期使用格列齐特、阿卡波糖，用得阴精耗竭，尺脉弦细又硬，阴枯趋势，而且气大亏。有一次得了风热感冒，咳嗽，于是千叮万嘱不要随意解表，因为他已经快要死了嘛。我们前面讲"失表"是杀人，但是这个时候解表同样也是杀人。

这样例子多得很，而且教训深重，包括我的母亲也就是这样故去的。她老人家是肺气肿，几年内发作六次，还有五次急性心源性脑缺血，也就是阿-斯综合征，心衰缺氧缺血，所以昏迷抽筋发了五次。于是，每次老人家感冒，我就叮嘱亲属（我亲属中有几位是学验双丰的中医）不要轻易用桑菊饮，只要吃两包桑菊饮，必陷入昏迷，因为我母亲的病就是太少两感。本来阳气大虚，治得好不容易好点了，但因为保姆流感传染，没有半天，她老人家突然打了两个喷嚏，流点鼻涕，住院部医生使用了麻黄附子细辛汤，第二天老人家就故去了。这时候能发表吗？太少两感能用麻黄细辛吗？那必定出人命。正确的治法是先拟四逆汤，下利清谷完全止住，脉象没有了沉微之象，脉象起来了，有点儿跳动的力度了，而且还想吃点东西了，再以桂枝汤小和之，即使有身疼痛也不能用麻黄。

在此尚需强调一点，桂枝汤可不是发汗剂，虽然桂枝汤可以治疗太阳中风汗出，但其主要的作用是调和营卫，其实桂枝汤还有点儿收汗作用。这时连桂枝汤都不可以用，就更别说用麻黄、细辛了。那些讲麻黄附子细辛汤是治疗太少两感，而且还把这些内容写进教材的人，害人不浅。麻黄附子细辛汤主要治疗寒邪直中少阴之表，症见发热，轻度恶寒，无汗，脉沉，或兼有弱，或兼有细，无头痛，无项强，无体痛，在杂病里可以出现腰痛，得之二三日。这是由于少阴阳气不足，轻度的虚，所以寒邪直中少阴，但不是阳气大虚，寒邪压抑于里，所以见到脉沉，而不是脉微。更不会出现下利清谷、但欲寐、肢厥，“以其无里证”故也，加之阳气也没有虚到如此地步；但正气与寒邪相争于里，则“反发热”。所以以附子驱寒助阳，麻黄“发其阳”，发散少阴表寒，细辛亦发少阴，并能通彻表里。

（三）沉脉诊断意义的鉴别

1. 邪气侵犯脏腑所致者，脉沉有力（包括脉可兼弦、紧、弹指）。

2. 气血阴阳的亏虚所致沉脉，则常兼现不足之脉（包括虚、弱、微芤、细、短等）。

3. 诸经表证所现沉脉，沉取多不现虚弱之象。

麻黄附子细辛汤证，患者素体正气不足，并非正气大亏，虽然阳气不足，但是一般寒邪侵入少阴之表，机体尚能鼓动正气与之抗争，所以其脉沉取多不现虚弱之象，即不见沉细微脉，甚至不见沉细脉，但不能说沉取很有力，只是沉取并不太弱。

三、伏脉

（一）伏脉之象

“推筋着骨”。

伏脉是比沉脉更沉的脉，它浮取没有，中取没有，沉取有一点点，但是不明显,要推筋着骨才能明显感觉到脉搏的跳动,这就叫伏脉。那就是说我们的指头感觉到已经摸到骨头了,已经再按不下去了,这时候感觉到脉搏的跳动,而且是在这个位置上跳动得最明显,这就叫伏脉。所以伏脉比沉脉更沉,位置更沉。

(二)伏脉产生的机理

1. 闭证(热闭、暑闭)。

2. 风痰内闭。

3. 中风的闭证。

至于伏脉产生的机理,综合我多年的临证经验与经典文献这两方面来看,几乎只有一种可能,就是正邪都在里,邪气郁闭于里,郁闭于比较深层次,因此正气也被压抑在里,从而,正邪相争也在里,而且郁伏得很深。伏脉产生的机理不是一般的郁,而到了闭的程度,闭住了。所以这个机理是闭,而不能写郁。闭就要开闭,郁可以疏通、疏透、疏理,而闭了仅仅疏通是不够的,要用强有力的药开闭。

造成闭证的病邪主要有热、暑、痰湿,而痰湿内闭往往跟风结合在一起,气机已经逆乱了,就是在闭之前已经逆乱了;在闭之后,如果是伏脉透出来了,正气透发出来了,这个时候风象也是很明显的。伏脉提示病机闭得厉害,比如热闭,其实临床上有火热之毒的内闭,有些温病类毒的后期,西医讲是毒血症或败血病,症见高热,神志昏迷,喘息气促,甚至深度昏迷,甚至一些小孩肚子都胀得要命。这个时候一摸脉,沉伏在里,脉象沉数疾,可以出现疾脉。火热之极,而且郁闭在里面,这种热闭是火热之毒的内闭。再如中暑,暑热天在田里劳动,身体又很壮实的人,晒太阳晒久了,一下倒在地上,一量体温,41℃,表气也闭了;浑身没汗;暑邪内闭,昏迷了不得醒,中暑如果在一个小时内抢救不及时的话,也会死人的!而这个时候开闭,可以先用急诊的针灸,十宣放血开闭。所以像这样的暑闭,热也重,神志也昏迷了,发热温度也高,甚至汗都不得出,就是里气郁闭影响了全身的气机的流通和宣散。明明是个热邪、暑邪引起的病,却连汗都出不了,这个时候汗出不了倒不是因为寒闭,这个汗出不了是气机闭阻的缘故。

闭证的病人往往会出现昏迷、深昏迷,即所谓的心包已闭。这时候,开的药就不是一般性的药，哪怕我们使用安宫牛黄丸、至宝丹等急救药，在里面必须加用麝香，用麝香开，其通窜力极强，而这时候用石菖蒲开没有用的，当然，用点九节菖蒲还有点儿用。另外，还有一点要强调，开里面的心包之气的闭阻尚需开发厥阴转枢之经。心包属于厥阴，心包之气一阻，肝气都郁结了，要用辛香通窜药，肝为疏泄之脏，厥阴为转枢之经，只有把这个转枢之经打开，全身的气机才能宣通，“身濈然汗出”，再渐渐热退，神志才渐渐醒过来，闭得很厉害、伏得很深沉的脉才会浮起来。

临床上另外一种常见的闭证就是中风的闭证。现在抢救中风过程中存在一种不好的倾向，就是喜欢用协议方，喜欢从任督脉治疗，或喜欢用补阳还五汤等。其实这也没有太大的错误。但是，临床上一些体质实的人，不管脑出血，还是脑血栓形成的缺血性中风与血管痉挛的一时神志昏迷，他们的中风多是闭证。突然性血管痉挛，血压很高的昏迷、深度昏迷，或者在躁扰不安的时候，即便是老人出现这种情况，气机都存在闭得很重的情况，中医要懂用开的药。现在不知道怎么回事，好像脑血管意外，大家都不太会用开，不要说用麻黄细辛附子，用小续命汤这样来开了。除开心包用点至宝丹和安宫牛黄丸，其他的开药，特别是辛散药的开大家都不懂使用。

当血压非常高的时候出现的脑血管意外，血管处于一种非常痉挛状态的时候，病人的脉象沉伏得好难摸到，似乎没有脉，仔细摸，推筋着骨摸，原来脉在沉伏的位置，而且弹动得鼓指有力，那是风痰内闭。此类情形，有时候要用到苏合香丸，因为是痰闭甚至还兼有湿浊闭。现代人吃得太好了，实证比较多，中风闭证也就多，因此中风要懂得用开。脉伏不显的这种闭是闭到极处，邪气压制得很厉害，一定要用强有力的开药。如果是外风引动内风，就要用小续命汤或牵正散，并加细辛，要用这样的开药。伏脉，高血压的中风伏脉，给我们医生“开”的时间很可能就只有十几分钟，这时候，如果可以用安宫牛黄丸或苏合香丸，就得赶快化了给病人喂或兑到其他药中去。我有时候都会用麝香、竹沥、生姜汁来急救风痰内闭，争取短时间内让病人醒过来，这个方法比西药快，看着病人昏迷过去，看着他嘴巴㖞了，灌了药以后，看着他嘴巴又正了，看着他醒过来。风痰内闭啊，要诊断清楚，这个时候脉象就是一个极其重要的诊断手段。

（三）伏脉诊断意义的鉴别

1. 热闭、暑闭脉沉伏有力而数，甚至见疾

热闭和暑闭一般脉沉伏有力而数，脉很快，甚至疾，那要凉开，要用神犀丹、至宝丹等，能用凉开药的病人的脉一般是沉（或伏）实有力而数（或疾）。

2. 风痰内闭，伏弦而鼓指，甚至兼滑

如果是风痰内闭，脉伏，“推筋着骨始得”，并且弦而鼓指，甚至还能见到确定的滑象，昏迷的病人滑脉就很多。鼓指是因为脉弹指，但幅度不大，冲击力不强，按之一鼓一鼓，有力。这个时候祛风痰要兼开窍的药，比如牛黄，西牛黄效果就更好，哪怕人工牛黄大剂量用，也很现实；也可用竹沥加生姜汁，竹沥可以祛风痰，加了生姜就有点儿开的作用，并要加足生姜汁，对于成人，一般要用 10ml 的生姜汁。如果病人热象不足，甚至还要用点猪牙皂，用皂荚开，但皂荚不要用多，因为它太辛燥通窜。如果用这样的方法开的话，真正开始形成作用是在服药后两个小时内。其中，麝香人体吸收得就很快，它一到胃肠道就会形成全身性的反应；竹沥加生姜汁，机体吸收产生的作用也特别快，半小时不到就开始出现作用。所以半小时以后我们可以再摸一次脉，伏脉慢慢起来了，这是好转的重要迹象、好转的指征，脉象慢慢地从沉伏的位置显得表浅了。

但现实中，竹沥要自己熬才行，市场上出售的竹沥基本上都是伪劣产品，其效果连正常的十分之一的作用都不到。真正的竹沥是用湖北荆州产的荆竹、苦竹熬的效果最好，但是没有那个，大家不用担心，为什么哪？江南地区满山遍野的、用在建筑工程中搭脚手架的那种粗毛竹也可以。把毛竹锯断，留着中间的节，两边让它开口，用最大的火，要明火，用煤球炉不行，用明火烧，烧得范围广。毛竹经过热迫以后，两边的开口吱吱冒泡，冒泡就滴水，滴出的水是一种深黄色的液体，而且毛竹的那种清香味特别浓，还带有微微的烧炭焦的苦。如果有人突然中风，摸到伏脉，是风痰内闭，赶快大剂量的竹沥加姜汁给他，一次要 20~40ml 不等，抢救中风时我曾经一次灌过 150ml 以上，这个东西没有毒，用多了也没有大碍，当然，灌入量大效果更好。

我就曾用竹沥加姜汁抢救过多例中风昏迷的病人，其中一位脑血管痉挛脑出血而误诊为脑血管栓塞的病人，就给他使用扩张血管药，但扩张血管药刚一静脉注射，就看到病人嘴巴㖞了，旋即倒地，这肯定是出血性中风，马上灌竹沥水，半个小时不到就看着嘴巴㖞收回来了，人也慢慢醒过来，偏瘫的手也能动了。

第十三讲

脉力异常类脉象

一、实脉

（一）实脉之象

脉搏搏动有力的程度明显超过了正常人而不够软者，称为实脉。但有的实脉浮取时，并不特别明显，而中取、沉取时有力；或浮中沉皆有力；或有的脉有点儿大。比如前面几节中我们有所涉及的旺脉和浮实脉都可以归纳入此种情况。

（二）实脉的形成机理及诊断意义

1. 邪气盛实，正气不虚

实脉主要见于实证，邪气盛实，正气不虚，正气奋与邪搏，鼓荡气血，故见实脉。这个邪气，既可以是表邪，也可以是里邪，也就是说表实证和里实证都可以见到实脉。

表实证，例如《伤寒论》245 条“……阳脉实，因发其汗出多者，亦为太过”，所谓“阳脉实”，张仲景应该指的是寸口脉三部有力，可能是旺脉或者浮实脉，既然这种情况可以用汗法，很大程度上就是邪在表，人体鼓舞全身正气与之相搏，脉象便充实有力。倘若六淫化火，由表入里，也可以见到脉实。

里实证，如果内伤杂病中见到实脉，这种实脉的形成机理就比较复杂。若脉实、舌红苔黄，而又有大量的热象可以佐证，则属火热之实证；若脉实而舌苔不黄、舌质不红，又没有明显的热象可以佐证的，可因于痰浊、瘀血、食积等邪气在里，正气奋力与邪相搏，气血充实而脉实。

2. 邪气虽盛，正气大亏

在一些特殊情况下，实脉反倒可以见于虚证。如《伤寒论》367 条："伤寒，下利日十余行，脉反实者，死。"此处的下利应该是虚寒下利，若是邪气盛实正气不虚的下利，出现实脉就属于正常现象，也就不可能是死证了。而虚寒下利若见到脉微细或微弱之象，既提示正虚，又提示邪气不盛，这时候，如果见到实脉，则可能是正气大亏基础上出现的反强象，主要提示邪气虽盛，但正气已经大亏，极易出现死证。

（三）实脉诊断意义的鉴别

仅凭脉象本身无法鉴别，须四诊合参。

二、弹指脉

弹指脉是现在教科书上未曾提及的一个脉象，但又是一个非掌握不可的脉象。弹指脉是一个生死攸关的脉象，如果不掌握，医生就当得迷迷糊糊，一头雾水，大厉大害在眼前，却一点儿都看不到。

脉弹指古书上也有，但是我父亲姚荷生教授更加强调之。弹指脉，严格说起来属于实脉的范畴。但是弹指脉跟一般的有力脉象在指下的感觉不完全一样。同时，弹指脉一旦出现，又有其特殊的诊断意义，跟实脉也不完全一样。倘若患者出现弹指脉，其病势就突然地凶险起来。所以，无论从指下的感觉，还是从临床的实际需要出发，都有必要把弹指脉独立开来，这才能使我们的理论与书籍能够为临床实际更好的服务，这才能使我们的学习能够为将来的实际需要奠定更好的基础。

（一）弹指脉之象

所谓弹指即脉来时，指下明显感到由下而上的冲击，甚至出现"抬举性搏动"的现象。"弹指"这两个字，十分形象，一弹一弹一弹，这种"抬举性搏动"，由下而上的弹压手指，甚至，手指随脉的跳动而上下波动。

脉来的指下感觉是从我们手指的尺脉来，向寸脉去，当然脉搏跳动时也会感觉到上下的运动，弹指脉却往往是指下感觉到很明显的上下跳动，"嘭嘭嘭"，由下而上地弹我们的指头，好像下面有个小孩在蹦，在蹦床上，一蹦一蹦，脑袋顶我们的手指一样，来得并不充盈，来得也不满指，但也可以有来得满指的，但是它最大的特点是自下而上的冲击指头，"嘭嘭嘭"

地跳，真的叫弹跳。如果它弹力比较轻，就叫略弹指，就是感觉得到每次由下而上的冲击力，冲击指头、指目的皮肤的力量，我们的手指的确感觉得到它这样“嘭嘭嘭”。如果弹指得厉害呢，“嘭嘭嘭”，手指头就被抬起来了，这时候，看自己的手就可以看得到，三个手指头随着脉搏的跳动而上下跳动。我们医生的三个手指随着脉搏每一次跳动而上下跳动，就叫抬举性搏动。脉搏跳动把手指给抬举起来了，就有这么大的力度。而鼓指就不太有这个力度，鼓指就是满指，觉得指下很充实。弹指是脉搏硬把手指抬起来，想不抬起来都不行，除非死死卡住病人的手，如果用正常的力度中取，就一定会把手指抬起来，这就叫抬举性搏动，而这就是标准的弹指脉。

（二）弹指脉的形成机理与诊断意义

1. 阳盛躁动，甚则化生火热（常为内脏大出血的前奏）

“阴平阳秘，精神乃治”，生命之要是“阳密乃固”。阳气不潜藏，人就浮躁异常。人体内的阳气对我们是毫不客气的，“阳气者，烦劳则张”，它就弛张，它就过旺，它就浮动。阳气躁动，就向着有亢无制的方向发展，但是还没到有亢无制的程度。如果阳气过旺，出现的后果就严重了。中医从病理角度来看，阳盛必化热，必化火，正如《内经》里面讲的“阳盛则热，阴盛则寒”。我在“脉诊的价值”一章中所举的自己那六个朋友，哪个有阴虚呀，一个都没有，个个都是阳绝对的过旺。“阳盛则热”，他们怕热怕得要死，有中央空调，办公室还开着分体空调，还是满头大汗。

阳盛躁动，甚则化生火热，到最后都会化成火，而火可以突然导致人体大出血。火伤阳络，火伤血络，致人吐衄。火和热是不同性质的病邪，其中有一条，火即容易造成血络的破损，热不一定。而且热并没有火那么急，火很容易突然造成血络破损。诸如脑出血，有的病人血压高到200mmHg多，脑出血之前，鼻衄，出一点鼻血就昏迷，这都是火的标志。身体好，人的自稳系统就强，防护环节就多，如果毫无节制，拼命挑战极限，用，用，用，人体所有的缓冲能力与储备消耗殆尽，最后一秒钟形成了火，这一秒钟的这一点儿火就要了命——内脏大出血。

我看过一幅漫画：飞来石在悬崖峭壁上，只有下面一个尖尖在支撑，结果风吹飘来一片树叶掉到石头上，石头失去平衡就掉下去了，很多悲剧就因为这片树叶的力量而发生。那些“阳气者，烦劳则张”的老板、官员们，很多就只差这一点点火，如果在最后一秒钟形成了火，就要了他的命。阳盛必化热，阳盛必化火，在理论上这个“必”字是成立的！临床上的事实就更多见了。阳气在没化火之前，尤其是在化了火之后，脉象就多躁动，阳气躁动，脉象弹指。火邪旺盛，脉象啧啧弹指，脉象的变化多数情况下会出现在症状之前。我自己现在的脉象就有些大，要控制其往下发展而别弹指，或者弹指不要太厉害，要是弹指厉害了，也就只好真正退休了。倘若到了火极的时候、热极的时候，脉弹指不是一般的厉害。临床上、日常生活中，一摸到弹指脉，就叫他休息，而且泻火的药要下去，泻火就是泄阳，克削阳气，苦寒药就会败阳气，这是泄阳；寒药就泄阳，就损阳，这个时候必须要损他的阳。

2. 虚气的浮动，甚至欲脱

产生弹指脉的第二个机理是虚气的浮动，主要是指脾气和心气的浮动。本来病人脉象还挺好，脉数，但“哗”一下大出血，气随血脱，尤其是妇科大出血，一出血，脉象无力，但虚的同时，脉动冲击指下有弹指感。这个弹指脉就说明两个问题，一个是气随血而欲脱，血脱进而导致了气欲脱；二是说明，同时也可能有火。倘若气随血脱，脉略虚而微微有些弹指，患者预后尚佳，因为病人还有点火邪，这个时候要攻补兼施，在使用补气药的基础上要配伍黄连、黄芩、大黄这些泻火之品，补在先，没错，光补却万万不行，病人不是出血，又当别论。虚气浮动，因为人体的气无所敛，气为血之帅，动得那个脉搏就有点儿乱跳，跳的度也掌握不好，所以就有些弹指。

3. 风痰鼓动

第三机理，临床上常见的病因病机是风痰鼓动。风痰鼓动，高血压的病人到了脑血管痉挛，到了脑血栓形成，甚至脑出血，这个时候脉弦弹指。如果说高血压病人的脑出血，脉弦弹指明显，这个时候西医很难救，即使手术也很难救，因为病人出血量大。实际上，这个时候的风痰鼓动，临床上最常见的脉是鼓指脉。若是治疗风痰鼓动的话，我们在前面的章节里面不是举了例子吗？大剂量的竹沥加生姜汁，当然也有的合火邪，在同一个病人身上两者可以相兼，既有风痰，又有风火，并不稀奇。风痰的鼓动，因为风使气血往上逆乱,还带着有痰,脉象就“嘭嘭嘭”这样跳,所以可以弹指。

(三)弹指脉诊断意义的鉴别

1. 阳盛致脉弹指者,常出现“抬举性搏动”的情况,用中取的力量就是压制不住它,且可兼数脉。

2. 虚气浮动者,脉虽可弹指,然其脉多不受按,甚至兼虚大之象或直接表现为芤脉。但要注意的是,正气大虚,心脾之气大虚,尤其是元气大虚,也可以表现为脉大弹指有力的反强象,它不一定必兼有虚性脉象,只是常常、多数兼有虚象。还是要四诊合参嘛。

3. 风痰鼓动所见弹指脉,往往兼有弦脉、滑脉、鼓指脉、曲脉。曲脉,风痰鼓动,张仲景讲“肝死脏,浮之弱,按之如索不来,或曲如蛇行者,死”,张仲景在《金匮要略》把曲脉叫肝脏的死脉、真脏脉,其实不一定的,曲脉不一定死。风痰鼓动,往往也可以出现抬举性搏动;可以兼有弦脉,弦主风;兼有滑脉,滑主痰;兼有曲脉,曲主风痰鼓舞。虽然风痰鼓动也可以兼热,也可以兼阳躁动,也可以兼火,但风痰鼓动的弹指脉一般不会兼数脉,当然有的也可以兼数脉,不能讲多数兼有数脉,多数没数脉才对。

三、虚脉

(一)虚脉之象

虚脉是临床常见脉象之一,一般会把它作为一切无力脉的总称,而临床上常见的虚脉是:浮取脉搏虽明显,但较软,较之正常和软脉更无力,且中取沉取均明显无力,甚至沉取不应指。古人讲的“浮以候虚,沉以候弱”,是符合临床实际的。与虚脉相似的脉象尚有浮、芤、革、散、微、弱、濡,须加以鉴别。

(二)虚脉产生的机理及诊断意义

1. 气虚;

2. 血脱(往往为气随血脱);

3. 阳虚(往往是阳、气皆虚);

4. 阴将枯竭(往往是气阴两虚);

5. 津虚(往往为气津两虚,或燥热伤津而津大亏);

6. 精亏。

以上所列的是常见虚脉的几种机理,但应该说,凡是构成人体并维持人体正常生命活动的基本生物活性物质的虚弱或亏损均可以导致虚脉,这些物质主要有气、血、阴、阳、营、卫、津、液、精这几种,而临床的虚证一般可见到不足、虚弱、亏损、枯竭、亡脱五种情况,它们之间的差异已经在本书前面的章节详细讨论过,在此不再赘述。

临床凡见到虚脉,肯定是正气虚衰无疑。但有两点尚须注意,一是由于正气亏虚的程度不同,所见到的虚脉也有所差异,但脉象无力是它们共同的特点,比如血脱,往往会见到芤脉;而阴将枯竭则会见到涩脉、硬脉等;假如出现枯竭、亡脱,在很大程度上会兼有反强象的脉象,比如大脉、弹指脉。二是,气虚是产生虚脉的首要机理,由于气与血、阴、阳、营、卫、津、液、精在生理病理上的密切关系,后八种物质的亏虚往往以气虚为先导,继而再影响到它们,或者气虚与这八种物质的亏虚合并而见,诸如气血两虚、气津两亏,阳气亏虚等;与此对应后八种物质的亏虚,都会导致气的亏虚,要不临床上怎么要用独参汤来治疗血脱,因为血脱往往是气随血脱,补气可以摄血,可以生血;另外,这八种物质亦可以相互影响,往往是牵一发而动全身,这也是我们中医的疾病观远远强于西医之处。

至于人体是什么部位、什么脏腑发生了虚证,有时可以结合寸口脉的分部来判断,前提是脉诊操作要相当规范,如果下指太重,或三部定位不准,脉诊的结果就可想而知了。如果寸脉虚,多见于人体上部、表及心或肺或两者兼而有之的亏虚;如果关脉虚,则主要是中焦、脾胃的亏虚;如果尺脉虚,主要是肾、下焦亏虚,应该说很多情况是这样的,但也有很多情况不是这样。毕竟我们人体是一整体的系统,五脏六腑之间在生理病理上相互影响。

(三)虚脉诊断意义的鉴别

至于究竟气、血、阴、阳、营、卫、津、液、精中哪种或哪几种物质的亏虚而出现的虚脉,则要结合兼脉及神、色、舌、症等综合判断,而且往往需要四诊合参。

四、弱脉

（一）弱脉之象

弱脉，浮取时指下感觉不明显，中取沉取虽能感到明显的脉搏跳动，但均无力。临床上，弱脉往往会兼有细象，也有的不兼；还有很多弱脉带有脉软，这实际上是脉搏动无力的衍生感觉。弱脉与虚脉都是无力的脉象，但两者的区别在于“沉以候弱，浮以候虚”。

（二）弱脉的形成机理与诊断意义

1. 脾胃气虚

2. 阳虚

3. 脏腑之气虚

4. 阴液虚

以上所列的是常见弱脉的几种机理，弱脉产生的机理及诊断意义同虚脉。

但弱脉最常见的形成机理，第一位的是脾胃气虚，当然脾胃气虚，脉也可虚，也可以是虚弱。我们常说的脉虚弱，往往是虚脉与弱脉在一起的，或者非虚即弱。脾胃气虚的脉象，从理论上讲，应该是关脉弱，但不尽然，有的就表现为寸关尺三部都弱，甚至有的六脉都弱。例如《伤寒论》279 条：“太阴为病，脉弱，其人续自便利，设当行大黄、芍药者，宜减之，以其人胃气弱，易动故也。”就是脾胃气虚或脾胃阳气虚所导致的弱脉的例证。

279 条承接 278 条，278 条张仲景说的是太阴受邪，而出现“腹满时痛”或“大实痛”。若腹满时痛者，桂枝加芍药汤主之；若大实痛者，桂枝加大黄汤主之。大实痛，则是腹痛剧烈，疼痛拒按。而这个腹满时痛和大实痛是怎么来的呢？ 278 条交代得很清楚，本是太阳病，当用汗法，不能攻下，却反攻下所致。太阴经是足经司令，足太阴脾经行于腹部，误下则邪气内陷，脾胃运化失职，气机塞滞则腹满，经络不通则腹痛，所以讲“属太阴也”。虽然是太阴病，却不是太阴病的提纲证，所以病人除了有腹满时痛外，没有食不下，也没有呕吐，也没有下利等，从张仲景使用桂枝加芍药汤或桂枝加大黄汤来治疗这种腹痛来看，其病机虽可能有虚的成分参杂其中，但主要是气郁血滞所致，不通则痛嘛。因此，出现279条的内容就顺理成章了。

原来太阴为病，“当行大黄、芍药者”出现了脉弱，“续自便利”，治疗的方法就得改变了，为什么？脉弱，应该是太阴病的主脉，“实则阳明，虚则太阴”，此时就提示病人有脾胃气虚，张仲景也解释了“以其人胃气弱，易动故也”，病是跟着人的体质走，身体哪个地方弱，邪气就往哪里走，脾胃弱，邪气就往脾胃发展。恃强凌弱，是自然界的法则，当然也适用于我们人体。“续自便利”，原本没有下利，现在却出现了下利，这既是“以其人胃气弱，易动故也”的缘故，也可能是邪气内陷伤及脾胃的缘故。临床上这种例子就更多了，如慢性胃肠炎、慢性结肠炎、久痢等病，都可出现弱脉。

5. 邪退正复

如《伤寒论》358条：“下利，有微热而渴，脉弱者，今自愈。”363条：“下利脉沉弦者，下重也。脉大者为未止，脉微弱数者为欲自止，虽发热不死。”弱脉，原来的邪实之脉变成了弱脉，原来邪实的时候，正气与之搏斗，大战一场，最终病邪被干掉了或者被消灭得所剩无几，而正气也折损过半，正气大伤，不得不休整一下，所以脉就弱。

（三）弱脉诊断意义的鉴别

仅凭脉象一症很难鉴别，尚须参证望、问、闻诊。

五、微脉

（一）微脉之象

微脉，即脉搏微弱到似有似无的状态。微脉极其微弱，按之欲绝，似有似无，重按起落不明显，至数不清；有的细，有的不细。在有些医籍中，复合脉言微时，很多不是指微脉，而是起形容词作用，有少许的、略微的意思，此时不作微脉看待。

（二）微脉的形成机理与诊断意义

1. 阳气衰

阳气衰与阳气不足、阳气虚不一样，它是阳气虚的进一步发展，但是还没有到阳气亡、阳气脱的地步。阳衰的病人一般会见到怕冷、手足厥、精神萎靡不振、下利清谷、完谷不化等症状，此时就可以见到微脉。微脉主要出现在少阴病里面。阳虚衰，无力鼓荡血脉，脉就微。如《伤寒论》280 条："少阴之为病，脉微细，但欲寐也。"《伤寒论》285 条："少阴病，脉微，不可发汗，亡阳故也。"

2. 气随血脱，元气暴脱，气阴亡脱

如《伤寒论》163 条："伤寒吐下后，发汗，虚烦，脉甚微，八九日心下痞鞕，胁下痛，气上冲咽喉，眩冒，经脉动惕者，久而成痿。"本来病人得了伤寒病，当用汗法，因此吐下之法均为误治，吐下之后，再行发汗，便是错上加错，势必损伤正气，经过这么几番折腾，人体的气、阴、津还能剩下多少？甚至元气要暴脱了，古人不是说"汗吐下后，血液之所存几何"吗，也会伤及血液，以致皮肉筋骨脉失其润濡以成痿。

（三）微脉诊断意义的鉴别

1. 一般来说，阳气衰所致的微脉可持续数十个小时或半天左右。

2. 阴阳气血亡脱所致的微脉，一般只能持续数分钟或一小时左右，或转为无脉而生命垂危，或好转而脉渐渐转成虚、弱、细脉等。

六、无脉

现在，"无脉"作为一种以特殊面目出现的脉象，一经提及，中医专业人员几乎都会联想到现代西医所讨论的无脉症，却鲜有人知晓"无脉"是我们中医在临床上常见的病理脉象之一。在古代医籍中，无脉亦有称之为脉绝、脉停、脉不至。我父亲姚荷生先生十分强调无脉在临床上的诊断价值，该脉关乎死生，为医者不可不察。现有中医院校教科书中几乎未曾提及无脉，缺乏关于无脉指感形象的描述及其形成机理与诊断意义的阐释；即便有所涉及，往往将其归于无脉症，或是归于"脉微欲绝"，或将其归入伏脉进行讨论，不免有所遗漏或偏颇。鉴于上述理由，笔者将个人的一些浅显体会成文，希冀与同道共商榷之。

（一）无脉之象

无脉是指一手之寸关尺或两手之寸关尺"无脉"而言，即无论浮中沉取，指下都没有脉搏搏动，而此时呼吸心跳尚存者。无脉是一种特殊的脉搏搏动状态，除却现代医学所讲的无脉症，临床上可以依据无脉时间的长短，将其归纳为“脉骤停”与“无脉”两种。

所谓“脉骤停”即在脉象疾数之时，脉搏突然消失，持续几秒、十几秒至数分钟后，脉搏又逐渐显现，确切地讲，脉骤停是无脉的一种特殊类型。而“无脉”是持续一段时间没有脉，没有脉的时间可以持续十余分钟至数小时。脉骤停是有前提的：一是突然停；二是时间持续得不是很长；三是在停之前脉象很快，甚至很有力。因为脉骤停其无脉状态持续得时间颇短，往往在极短的时间内恢复脉搏搏动，加之其临床诊断意义有别于无脉，故将其归入“临床上几种特殊病脉的转变”一篇中讨论。

无脉与伏脉则是截然不同的两种脉象，伏脉者，脉来伏隐，重按推筋着骨始得，或曰“极重按之，着骨乃得”。我们医生绝对不能混同视之。

除了现代医学所称的无脉症，我们临床上所能见到的无脉，其无脉搏搏动时间可以持续十来分钟到数小时，就一般而言，多在十几到数十分钟之间，在我四十余年的临证中，只有一例长达一个半小时，那是二十世纪六七十年代，我在某县医院工作时遇到的。但尚须注意，长期一个手无脉，并不等同于双手无脉。

倘若患者脉搏消失了十来分钟，甚至一个小时，我们医生肯定既紧张又忐忑，真有点儿害怕，因为它的诊断意义跟脉骤停相比不太一样。如果呼吸还在，拿听诊器一听，心跳还在，便是我们所讲的无脉。一般是因为收缩压过低（<40mmHg）、心房纤颤、心室纤颤或室扑。心房纤颤有少部分可以出现无脉，当然更多的是三五不调，时时歇止，但少部分会出现无脉；心室纤颤一般会出现无脉，而这个时候用听诊器听诊，并听不到心跳，但患者皆有呼吸存在，张仲景称之为无脉，有时候亦讲脉绝，张仲景形容无脉用的词汇有几个，但无脉应该是最合适的。无脉经过抢救以后脉象大部分能够恢复。有时候慢性心脏病，突然心室纤颤，一下无脉，我们医生要能及时做出判断，如果慌了手脚，那怎么能行啊！

（二）无脉产生的机理及诊断意义

1. 正气虚极或暴脱（阴阳气血虚、暴脱），上脱、下脱（下脱最常见，大便不止）、外脱（少见）

肾气虚极是产生无脉的最常见机理之一，既可以是慢性虚损，渐至阳衰阴竭，亦可因大汗、吐泻、亡血等急性发作，暴脱虚极，即阴阳气血的极虚与暴脱之脱证，皆可出现无脉。在这些产生无脉的脱证中，最常见的是上脱、下脱。

脱证可以分为上脱、下脱、外脱，造成无脉的多见于上脱、下脱，外脱造成无脉的比较少。

先说下脱，下脱临床最常见。本书“硬脉”一节用来举例的胡姓老人就是一个典型的下脱。病人的肛门括约肌都已经失禁了，大便已经失禁了，滑脱，下脱，一天十几次、二十几次大便，次数有时都讲不清楚。随着大便的自利无度，拉到后面都没有什么东西可以拉了，阳随下脱，以致阳脱。张仲景讲“此为亡血，下之死”（《伤寒论》346条）。实际上是亡阴，自利无度，阴液也下脱。阴脱、阳脱、气脱、血脱都可以走下而脱，也都可以见到无脉。

下脱，用现代医学的话讲就是它能导致水和电解质大量丢失、血容量不足等。大便的滑脱，自利无度，下利不止，不是下脱吗？子宫功能性出血，妇产科的前置性胎盘，一生孩子，胎盘就提前剥离，“哗啦”出一地的血，血从下脱，不是下脱吗？大便出血，肠伤寒中出血性的合并肠出血，“哗啦”一便池的血，人就虚脱休克了，不是下脱吗？这里我们要强调一条，不光是心室纤颤没有脉，无脉一大部分是由于泄下无度、大出血、失精造成的，我们可以在以后的临床上体会。

临床上，很多收缩压低于40mmHg或者低于30mmHg的病人就没有脉，因为这个时候是休克期，有效循环血量大大的不足，血液根本撑不起脉管的跳动来，血压差极小，也就十几、二十几毫米汞柱，那脉就没了。下脱、脱血，血压很低，有的甚至低到零，那就肯定无脉。

下脱还可以见于失精的病人，目前社会上出现了一些乌七八糟的事情，临床上失精的病例逐渐多见起来，失精所导致的无脉也就多了，过去认识失精只能在中医经典和文学作品中见到，诸如《红楼梦》中贾瑞之死与《金瓶梅》中的西门庆之死，皆是失精所致。

上脱，临床上也不少见，诸如胃及十二指肠溃疡、门静脉高压症的上消化道大出血就会出现上脱，尤其很多肝硬化腹水的病人，食管静脉曲张、胃底静脉曲张，颈下的血管迂曲粗大，一旦破裂，就会大出血，我见过一血吸虫肝硬化的病人，吐了一脸盆血，“哗啦”血就涌上来，出了一地的血，便是我们所谓的血脱，其后气也随血脱，也可无脉，毕竟失血过多，血容量严重不足了。

而外脱，最常见的一个症状就是突然大汗淋漓，表气不固，正气耗散，不能收摄津液所致。张仲景曰"病人脉阴阳俱紧，反汗出者，亡阳也，此属少阴""少阴病，脉微，不可发汗，亡阳故也"，阳虚，阴寒凝闭于内，阴盛格阳，若大汗淋漓，恐致亡阳。有人会讲麻黄附子细辛汤不是可以用来治疗少阴病吗？但麻黄附子细辛汤，其脉反沉，何况还有发热这个正邪相争的症状在，故知病人无虚阳浮越于外，可微发汗。从总体而言，少阴寒证"不得有汗"。麻黄附子细辛汤证的关键作用在于祛寒，而非发汗，虽然麻黄附子细辛汤证也有些发汗的作用。附子首效是祛寒，而非回阳，干姜亦是同理。本草著作少有言及附子温阳补阳，其性虽温热，却不是补药，肉桂才是补药。附子主要的功效是祛少阴之寒，附带有点儿温补。

少阴病可以发汗的前提是明辨虚实。少阴虚寒证，倘若有了汗，便是阳气外脱，需重用生附子，加用猪胆汁、人尿反佐，此时宜用参附汤，而且生附子要多用；而四逆汤的药力略逊一筹，应在用参附汤的基础上并宜合用参茸黑锡丹与鹿茸。黑锡丹中的黑锡潜阳、回阳、振阳，收敛阳气。就是说四逆汤治疗少阴虚寒，一旦出现有汗，就以虚为主了，这个时候就不能讲虚实夹杂，而是以虚寒为主，必须要用附子。一虚一实，截然相反，阴阳、表里、寒热、虚实这八纲的大前提必须明确，本源一错，万虑皆失。这是我根据多年的临床经验与教训总结出来的。我就曾造成过产后妇女大汗亡阳，至今都印象深刻。

二十世纪六十年代，我在农村做赤脚医生，有一产妇，因着凉，恶寒发热，我便用荆防败毒散来治疗，而且剂量也比较大。没过多久，患者的丈夫告诉我，他妻子大汗淋漓，神志不清，出现了明显休克症状，我四诊见脉微，眼睛眯成一条缝，叫她，眼睛就是打不开，疲惫不堪，手脚凉凉的，身上就像刚水洗过一样。我急忙用四逆汤合当归补血汤，患者才逐渐清醒。究其原因，患者系产后，本身血大亏，除了荆防败毒散，病人还自行服用了两粒"安乃近"，她怎耐得住如此发汗解表。你看，一包解表，一包四逆，治得乱七八糟。气为血之帅，外脱了，脉象既无正气的支撑，也无血液的充盈，脉管内血液若无阳气推动与固摄，可以导致无脉。所幸的是，那个产妇经我一阵手忙脚乱的治疗，最后总算是挽救回来了。

2. 阴阳即将离决或阴阳离决，濒临死亡

阴阳离决多发生在久病而危重的时候，由于久病伤及阳气阴血，阴阳难以“负抱”，阴竭阳脱，心主血之力耗竭，灌溉不足，是以脉微或伏或无。

3. 气血阴阳不相接续

这种情况多因跌仆金刃之伤，以及剧痛、晕厥等导致，由于邪气突来，气血阴阳可因而一厥而不续，或气或痰或血瘀均可使脉搏一时滞涩，而形成无脉，其根本原因乃气血逆乱。

4. 现代医学所讲的无脉症

现在无脉症的原因尚不明确，一般而言，除外伤性血管损伤外，可能是感染所引起的变态反应，属于胶原性疾病的范围。无脉症为主动脉及其分支的慢性、进行性且常为闭塞性的炎症，亦称缩狭性大动脉炎。由于受累的动脉不同，产生不同临床类型，其中以头和臂部动脉受累引起的上肢无脉症为多见，其次是降主动脉、腹主动脉的下肢无脉症。无脉症一般发展缓慢，病程常在一年半至十四年。无脉症因大动脉狭窄程度不同可有不同的表现，轻度狭窄或非闭塞性狭窄时，脉可表现为极微弱，中医称之为伏脉，或寸脉部位先无脉，依次波及关尺各部位。完全闭塞时，则可使桡动脉寸关尺和肘动脉均呈无脉表现。

（三）无脉诊断意义的鉴别

对于无脉的鉴别，关键在于四诊合参，下面举几个《伤寒论》中的例子加以说明：

举例一，《伤寒论》360 条：“下利、手足厥冷、无脉者，灸之不温，若脉不还，反微喘者，死；少阴负趺阳者，为顺也。”

360 条这个无脉特别典型，所以作为第一个例子，我们除了讨论无脉，还能看到我们的祖师爷是怎样临床观察的。伤寒，寒邪直中三阴，尤其直中少阴，现代人吃生冷或者吹空调，都会泄肚子，这个没什么奇怪；而张仲景时代老百姓食不果腹，冰天雪地，连衣服也没得穿，冷得拉肚子，或者吃了脏东西。寒邪直中三阴，下利，手足厥冷，是阳气虚衰，阴寒内盛的直中少阴危证。张仲景抢救这个病号，第一要争取抢救时间，勿使病情进一步恶化，第二个是张仲景强调可灸，此时使用汤药惟恐缓不济急，远水解不了近渴，故用灸法进行急救，“当灸关元、气海二穴”以回阳救逆，争取了治疗时间，而后再遣方用药。灸之，手足温者生；四肢厥逆不回温，脉也不还，若无脉，反微喘者死，是上脱，真阳竭绝于下，肺气越脱于上，故断为死候。

但张仲景后面还留了伏笔，“少阴负趺阳者，为顺也”。虽然这个病人的病情非常危重，往往会死亡，但张仲景强调可灸，以此抢时间救治，原因就在“少阴负趺阳”。摸到病人的手无脉，必须赶快摸一下他的趺阳脉，脚背动脉。如果趺阳脉还在，哪怕有轻微的跳动，就是趺阳脉强过其左手的手少阴脉，甚至强过了太溪脉。此时，病人寸口无脉时也可以看看他的太溪脉，遍诊法里面就有太溪诊法。寸口摸不到脉，但脚背摸得到脉，张仲景讲为“顺也”。为什么呢？因为是土克水，在五行中，土克水就是顺，如果反过来水克土，趺阳负少阴，趺阳脉比少阴脉差，反克就为逆也。当然临床上土克水是很不好的表现，但从病理上面来讲，土克水还是顺应了人体的生理，总比反克好，比逆人体的生理还是好。套用现在我们中医的话说，就是先天之肾将亡，好在还有后天脾胃的一点支撑。历史上和现代不是有补脾派？国医大师邓铁涛老先生比较崇信补脾。有了后天的支撑就大不一样，那也就为顺。既然有这一线生机，就必须赶快治疗。临床上事实也这样，我们抢救中风之类的病人，搞得不好，在疾病的后期就要摸摸脚背脉。像在后面“硬脉”一节中，我抢救的那个胡姓老人，本来应该摸摸他的脚背动脉，实在是怕感染他，但戴了手套又怕摸不准，脱了手套怕感染他，也就算了。

三部合参，这是我们脉诊的基本本领之一，张仲景批评有些医生“按寸不及尺，握手不及足，人迎趺阳，三部不参”，切不可“务在口给”，别人讲什么我们医生就信什么，连脉都不会摸，这样的医生肯定是个糊涂蛋，我们可别做张仲景笔下批评的那个糊涂蛋。尤其现在，一个医生半天要看四五十个病人，连“口给”都还来不及，病人或病人家属还没讲完，方子就开出来了。假如欧美的医生到中国来肯定看不懂，怎么能5分钟看一个病人，临床上，再简单的病也要半个小时或一个小时一个，哪怕一个感冒。当然，西医半个小时或一个小时看一个病跟中医不同，他是怕漏，生活史他要问,家族史也必须问,耳朵也要一个一个看,气管是否居中,甲状腺是否肿大,西医都要检查。中医不是这样看病,中医是系统看病,围绕着病人的主诉,进行延伸性的询问,进行相类的病因病机的鉴别。中医问诊目的性很强,西医是广泛性问诊,中医是顺着病人的主诉展开、深化、鉴别,再分析再归拢。中医看一个病人的时间只可以比西医多,不可能比正规的西医少。

举例二,《伤寒论》366 条:“下利后,脉绝,手足厥冷,晬时脉还,手足温者生,脉不还者死。”291 条:“少阴病,吐利,手足不逆冷,反发热者,不死,脉不至者,灸少阴七壮。”

“下利后,脉绝”,绝就是无脉。“手足厥冷,晬时脉还,手足温者生,脉不还者死”,张仲景在这里谈了无脉的病人有生有死,这条也是下脱造成了无脉。这里的无脉是阳气脱造成的,因为病人有手足逆冷,厥冷。病人本身就阳气虚,再下利,阳气可以脱,可以亡阳。

“晬时脉还”,晬时是什么?我翻阅了中医院校的 2 版到 6 版的《伤寒论》教材,这些教材中,1962 年编的第 2 版教材在自己看来其中的错误还算最少的。2 版《伤寒论》教材解释晬时是“一昼夜”,我从大学时代就对这个“一昼夜”心存疑惑,到现在始终极怀疑这个解释的正确性,一天一夜没有脉,脉还可以自己还?条文里没讲是吃药之后脉还,假如病人是吃了药的,吃了药,过一天一夜才有脉跳动,有这样的事啊?我就去临床观察,发现所能观察到的无脉,时间最长的就是一个半小时出现了脉,脉象微微有点儿了,力度并不强。后来我查阅了《辞海》与《辞源》,《辞海》上的解释叫“一周时”,而《辞源》没有这一词条,也没有周时。周时,但在《伤寒论》上有,在服桂枝汤的将息法中有,病人吃了桂枝汤以后,要啜热粥,啜了热粥以后,张仲景有句话:“一日一夜服,周时观之”,观察一日一夜?病人吃了桂枝汤以后,又啜了热粥、覆被以后,吃完药的这一日一夜,张仲景都要观察他,怎么观察?这样一来就好理解了,恐怕还是我解释得对。张仲景时代还是劈竹子刮木板来写书,能省一个字就会省一个字。如果说晬时就是周时,就是一整天的话,张仲景不会写“一日一夜服,周时观之”,“一日一夜”四个字怎么都会被省掉的,就“周时观之”足够了,同语反复不必要嘛。这个周时,应该是每个时辰观察一次。晬时改成周时，我是这样认为的，一周时就跟一周年一样，一个完整一年就是一周年，一周时就是一个时辰，两个小时。

张仲景等于在366条这里讲，“手足厥冷，脉绝”，病人毫无节制地拉肚子，一摸，脉没了，病人虽然衰弱至极、痛苦至极，但呼吸还在，还是要想办法给他治啊。过了一个时辰，两个小时过去了，脉又跳了，那么，在没有脉跳的时间段中的脉象就是无脉。晬时脉还了，手足也转温了，说明病人阳气还在，虽然阳气下脱，但还没有脱尽，现在还在渐渐地恢复，还在温煦四肢，这一切都提示病人还有生机。而过了两个小时“脉不还者”，可能就会死。所以争分夺秒抢救病人，先灸，马上灌汤药，马上灌参茸黑锡丹，马上把肉桂末灌下去，或者马上让病人口含点人参片，并让病人保暖，其后再给开方。

临床上不是有高张性脱水和低张性脱水吗？以丢失电解质为主的叫低张性脱水，但是口不渴；以丢失水分为主的泄泻，身体里面电解质的浓度还很高，所以叫高张性脱水，口就很渴。我们中医的“下利”中，有丢失水分的，有阳随大便下利而脱的，有气随大便下利而脱的，有阴随下利而脱的，因为肠子里面有很多肠液，肠液也是阴液之一。阴液下脱，阳脱可能并不厉害，因为病人手足不逆冷，甚至反发热，因为阳跟寒还有一仗打，打得起一点点仗来，反发热，说明阳气还在，张仲景就讲这人不会死，即使是“脉不至”的无脉，也不会死。这个时候赶快用灸的办法，灸少阴七壮，还是以复阳为要，还是以固气为要。当然，药里面可以再加大量的补阴药，但应该先固护阳气，保证病人不会死亡再说。阳复太过了便要伤阴，因此张仲景严谨地规定了“灸少阴七壮”，张仲景不仅治疗严谨，而且观察也严谨细致，连服桂枝汤都要两小时看病人一次。我们要学习张仲景这种高尚的医德与严谨的观察。

举例三，《伤寒论》314条：“少阴病，下利，脉微者，与白通汤。利不止，厥逆无脉，干呕烦者，白通加猪胆汁汤主之。服汤，脉暴出者死，微续者生。”

少阴病，下利不止，可能是一个老年病人下利不止；“厥逆无脉”，四肢厥冷，也无脉；“干呕烦者，白通加猪胆汁”，这样的病人是不是能抢救得回来，还要看病人服药后的反应，如果吃了白通加猪胆汁汤以后，脉慢慢地出现了，就有得救，“微续者生”。服药半个小时或一个小时后，脉就出现了，脉搏跳动明显，似乎还挺有力，不是那么虚，别高兴太早了！虽然脉回来了，但可能是昙花一现，病人立马就有可能死亡。正气已经没有潜藏了，身体剩余的正气跟着药物的作用跑，如果仅凭药能够把人的命最终保住的话，医生就不会死了，毕竟几乎所有的医生都是病死的。身体垮掉了，身体的修复能力、调整能力、自稳能力都没有了，药还有用？药是在身体的基础上起作用，身体的阴阳没有了，用药撑一下，就像给破旧的车胎打气，用力一猛，“嘣”就爆胎了，反映到人身上，就是人会暴死。

白通汤其作用相当于四逆汤，用生附子、干姜，还加葱白通阳。之所以加葱白，因为，一是病人无脉，阳气通不到脉里面去；二是厥逆，阳气通不到四肢。同时还要注意反佐，病人是“干呕而烦”，阴盛格阳于上，拒不接受药物的作用，阴阳气不顺接，必须要顺接阴阳。阳气不通了，用点葱白通阳，猪胆汁、人尿使病人的浮阳，类似于浮热的浮阳得到一点潜镇，也好接受附子、干姜这些热药，本来就浮阳在上，热气在上，再喝下去热药，人就难受，烦，心里像团火一样，还想呕。用点凉的猪胆汁、人尿进去，带凉性的药物反佐一下，病人喝下去就舒服一点，就喂得进一点药，否则，吃下药去就想呕，本来病人就呕，吃下去就烦躁异常。因为浮阳扰心，少阴之阳气浮在上面，倘若从上面灌热药下去，烦与想呕的症状就愈发明显，加点猪胆汁、人尿，使得身体容易接纳药物，遵照“甚者从之”，不要太逆身体之机，把猪胆汁兑到药汁里面，人尿也要兑到药汁里面，我们常用的是童尿，8 岁以下男孩的尿，一般用 30ml 兑进去反佐。

无脉见于一生一死转瞬之间，一生一死反掌之间，所以不得不讲。很难说将来在工作时我们会不会碰上无脉。

七、无根脉

（一）无根脉之象

无根脉在临床上主要表现为三种情况：第一，六脉无根，即六脉极虚，浮取脉象无力，中取就虚得更厉害，沉取时脉象就没有了，脉搏消失了；第二，脉中取较有力，沉取脉搏消失，但所谓中取较有力，是指与浮取沉取比，脉象较明显，但会弱于正常人的脉力，也就是说这种无根脉浮取中取都有脉，但沉取没有脉；第三，两尺脉浮，中、沉取及推筋着骨取均无脉搏。

（二）无根脉的形成机理与诊断意义

1. 脾肾俱败

倘若六脉无根，往往是脾败，肾也败。

2. 肾大亏

一般就是肾败，肾大亏。

一般情况下，脉见无根，预后不良，如果患者脉一直有根，在疾病晚期突然没有根了，提示患者短期内可能有生命危险；如若其脉象逐渐虚弱，渐至无根，病情虽重，却不至于在短时间内恶化，适于大剂补药填补，诸如龟鹿二仙膏，或许能够带病延年。

第十四讲

脉势异常类脉象

一、滑脉

（一）滑脉之象

滑脉是临床上最常见的重要脉象之一，其脉势非常的流畅，这个“非常”即非正常的意思，脉势的流利度超过了正常脉象，其脉“哗”就在指下过去了。滑脉在指下比较容易体会，很多孕妇在怀孕三四个月的时候，她们的脉象多是滑脉，到了五六个月的时候，其脉滑得都有些鼓指。滑脉就是异常的流利、非常流畅的脉象，甚至可以用过于流畅来形容它。

滑脉的指下感觉，无非是从无名指感觉到跳动到食指感觉到跳动的时间差很短，它从无名指到食指，“哗”一下就过去了，无名指刚感觉到跳动，寸脉（食指）也立马就感觉到跳动。当然，我们在初学摸脉的时候有些难度，毕竟只有零点一秒或者零点零几秒的差异，但摸熟了，我们就会很容易地体会到，刚一落指，脉搏“飕飕”就来了。与之相反，涩脉的指下感觉是这个时间差变长，但真正的差别也就只有零点几秒，甚至零点零几秒。所以我们要锻炼触觉。

（二）滑脉的形成机理与诊断意义

产生滑脉的机理主要有四个：一是热犯气分，以阳明为多；第二个是痰；第三个是怀孕；第四个是食积，往往是在食积的基础上生了一点热，脉才更容易滑。所以脉象主病的提法有待商榷，我们总不能讲人家怀了孕是有病吧，因此，我们才提出脉象的形成机理来代替脉象主病，这样更有利于解释一些临床现象的本质。

1. 热犯气分(以阳明热为多见)

热犯气分,因为热性急数,倘若这个时候脉跳加快或并未明显加快,就会使血流得非常急,血液流得急的话就表现出异常的流畅。但这是血液流动很急,不是脉搏跳动次数很快。因为阳明为多血多气之经,所以一旦阳明气分有热,热邪对其血分的影响就很明显,并影响到机体之血脉,它就促使血液流动非常的流畅。

热犯气分形成的滑脉的例子在临床上和经典中不胜枚举。如《伤寒论》349 条:"伤寒脉滑而厥者,里有热,白虎汤主之。"217 条:"阳明病,谵语发潮热,脉滑而疾者,小承气汤主之。"都是阳明热致滑脉的例证。

2. 痰

痰为什么会出现滑脉,我讲不清楚其中机理,无论从中医角度讲,还是从西医角度讲,无论是从生理讲,还是从病理讲,我都讲不清楚,但这的确是临床事实。尤其有风痰的人,脉象异常的滑利,痰明显的病人的脉就滑。比如肩周炎的病人,有好几年的病史了,一摸他的脉是个滑脉,这是痰阻经络,因此要祛痰化痰,吃几包药就好啦。我曾治疗过的一个脚拐了的病人,不能走路,也不能上楼,一摸他的脉也是个滑脉,也是痰阻经络,治疗时仅仅是用竹沥加生姜汁,效果就很明显,为什么要用竹沥加生姜汁呢,是因为他有热,是痰热,因为他的舌头很红,并有大块大块的剥苔。到底是风湿,还是痰阻经络引起肩周炎、脚拐了呢?诊断要点在这里——滑脉,并几乎是唯一的鉴别点,不会摸脉简直就没有办法。风湿痹阻的脉多半不流利,甚至是涩脉。如果是痰阻经络,脉滑,就一个字滑,当然也有软滑的。

如果脉滑就要祛痰,我们真可变成了专医拐子的神仙,但这哪里又是神仙呢?这是中医传统经典告诉我们的,咱们老祖宗那里都有,因此,我们要善于学习。脉象是证候鉴别的一个重要手段,如果脉诊不过关,我们就区别不出来,就很难鉴别。还有痰阻经络跟瘀血的鉴别、跟风湿血痹的鉴别,主要的鉴别点还是在脉象。但为什么痰阻经络脉就滑?我很难从机理上讲清楚。

痰蒙闭了手厥阴心包经,病人昏迷,脉也是很滑。所以痰闭证都脉滑,我解释不通,但这是事实。

脉滑，滑溜溜，滑得过分，所谓太过不及，有亢无制，患者有可能死亡。但如果说滑脉是热邪煎熬津液成痰，因此有热就滑，那不一定，寒痰也可以出现滑，阳和汤证里面有痰的病人都可以带滑，就不能讲是热性有余所致。否则，怎么敢用鹿角霜、鹿角末、鹿角胶呢？

治疗痰阻经络的主要方子是指迷茯苓丸，当然，合并阳虚的也可以用阳和汤，重用白芥子。几十年前，我在农村参加社教的时候，有一个地主脚拐了十几年，我只能给他偷偷开方，就用指迷茯苓丸，十包药还没吃到，拐十几年的脚就好了。指迷茯苓丸的药物组成有茯苓、风化硝、半夏、枳壳、生姜汁，朱丹溪认为加了生姜汁就可以通经络，朱丹溪对啊！

那么，风化硝是个什么东西呢？风化硝就是自然风化的芒硝，当然也有人为风化的芒硝，芒硝被风吹久了，它就脱水。芒硝脱水，什么意思啊？芒硝是硫酸钠与水分子结合形成的结晶，芒硝拿到显微镜底下一看，是长形的，就是一粒一粒的白砂糖一样的结晶体。通过长期的风化，吹风，让它把里面的结晶水脱掉，有些老药工，实在没有办法，就把芒硝放在比较高的地方让它吹风，让它吹几个月，这个结晶体就变成了粉末，很细很细的粉末，比我们的细盐还细的粉末，变成了白色的粉末就不是那半透明状态的芒硝。这种白色粉末比白绵糖细得多、白得多。风化硝，这个东西奇了怪了，芒硝吃下去后拉肚子，会泄水，风化硝吃下去不拉肚子。但现在的问题是因为风化硝的价格太低，没人搞了，怎么办？玄明粉代，这可是指迷茯苓丸的主药、祛风痰的主药。玄明粉的作用相当于风化硝作用的三分之一到二分之一的作用强度。但同样有效，只是效率低点，吃的时间长点。还有点儿所谓的副作用，就是吃了玄明粉会有点儿腹泻，玄明粉通便。这是玄明粉的副作用吗？这明明是玄明粉的正作用嘛。

3. 怀孕及正常妇人月经前 3~5 天

孕妇脉滑，但孕妇不一定脉必滑，只是多滑脉而已。孕脉实际上是有病象，无病脉，孕脉是很正常的脉，柔和从容。何况多数身体好的人，都会脉滑。孕妇脉滑，是身体聚血养胎的表现。

4. 食积生热

食积生热导致滑脉的原因，主要在于食积，而不是热。我们不是在“脉诊的价值”一节中讨论过《伤寒论》198 条“此欲作谷疸……脉迟故也”吗？这个脉迟，可以是食积所致，但为什么食积又可以脉滑，“此欲作谷瘅”的食积是夹了湿的，脉就迟；而出现滑脉的食积偏于化热，它就滑。治疗时就要清热，但主要是消食导滞。

5. 正常人

正常健康人可表现稍滑脉象。正常人脉滑而缓和（稍有滑象），是营卫调和、气血充盈的征象。

（三）滑脉诊断意义的鉴别

1. 邪实所致的滑脉，脉见滑而有力，兼数脉或疾脉多为气分有热；兼浮者多为风痰在上及经脉；兼沉者，痰食里热；兼迟或弦者，为寒痰。

2. 妊娠滑脉，其脉滑而柔和从容。

3. 正常人脉滑而缓和（稍有滑象）。

二、涩脉

涩脉是临床上非常常见的一种脉象，亦是单因素并具有独立诊断意义的脉象之一，但也是较难体会掌握的脉象，它不像浮、沉、迟、数那么易于体会，正如古人所说的：“弦紧难分，涩脉难候。”我在40多年的临证实践中发现，在岭南、江南这些湿气偏重的地区，临床上涩脉出现的频率甚高，然而，因医者未掌握涩脉，所造成的漏诊与误诊比比皆是。加之涩脉的实际诊断意义与教科书的描述不尽相同，所以涩脉将是我们重点论述与训练的脉象之一。

（一）涩脉之象

已故中医名家姚荷生先生依据临床事实总结出了两种涩脉：第一种涩脉即《濒湖脉学》所讲的“往来难”的涩脉；第二种是“去速”的涩脉。虽然，两种涩脉指下感觉有别，但由于二者诊断意义完全相同，且可同时出现或交替出现，甚至相互转换，所以可视为同一种脉象，并放在一起讨论。

1.“往来难”的涩脉指感特征与定量分级

此种涩脉的主要指感特征是脉来之势非常不流畅，即比正常人的脉来得不流畅的多。如果我们通过脉诊的培训，加上临床长期细致和潜心的体会，我们就能发现，所谓“往来难”的指下感觉，实际上是指下能清晰感到患者脉来比较艰难滞涩；如果再细心体会，则可进一步发现，所谓脉来艰涩，实际上是指从我们无名指开始感到患者尺脉搏动→食指开始感到患者寸脉搏动之间的时间，较正常略有延长之感。这可能是由于脉搏波的传导速度变慢，或是血流速度变慢造成的。现代研究证实，血液黏度增高的脉象多半不流利，也就是涩脉。

正因为此种涩脉是流利度的问题，所以我们依据临床事实将涩脉分了几个档次：第一等级是“涩”，即脉来非常艰涩；第二等级是“偏涩”，即脉来艰涩的程度较“涩”稍轻；第三等级是“略涩”，即脉来艰涩的程度较“偏涩”又稍轻；第四等级是“不流利”，即指下仅感到脉来不流畅，而未到艰涩的程度；第五等级是“欠流利”，即指下感到脉来稍欠流畅。反过来说，欠流利→不流利→略涩→偏涩→涩，是脉搏不流利的程度在加重，涩脉就是最不流利的一种脉象。

就现存文献来看，涩脉出现于医籍中亦是最早的一种脉象，而且是与滑脉同时提出的，反映了脉的流利与不流利及流利程度的客观差异。我们之所以将“往来难”的涩脉分为五个等级并分别命名，不仅是因客观上指下存在五种感觉差异，而且这些差异与诊断、鉴别诊断及临床预后有一定的相关性，这些内容我们在后面加以讨论。

2.“去速”的涩脉指感特征

此种涩脉的基本指感特征，是脉搏收得特别快，即我们刚感到患者脉搏最明显或最有力时，立即就感到其脉搏搏动几乎完全消失，较正常脉搏或其他脉象（微脉、散脉及含涩脉的复合脉除外）收得快的多。换言之，此种涩脉构成的要件不论脉来是缓是速，不论其脉来流畅与否，只要其收得非常快（即所谓“去速”），即为“去速”性涩脉。此种涩脉亦属临床常见，但我们分不出等级。

在讨论涩脉指感特征时，我们有必要指出，在临床上涩脉虽然常与细、结、迟、短等脉相兼出现，但涩脉绝非以这四种脉中的任何一种为前提。也就是说，涩脉不一定细，也不一定结、迟、短，甚至临床上可见到大而涩之脉。例如，我就见过证属“肝经湿热瘀结，木克土”，西医诊断为“肝硬化腹水”患者的脉弦数大涩；亦见过证属“肝血瘀结，土败木贼”，西医诊为“肝癌并发血性腹水”患者其脉弦涩而大；还见过证属“肾精亏损，脾虚风饮”，西医诊断为脑瘫患儿，其脉虚涩略大者，均证明涩脉非必是细。另外，脉无中止之涩脉、数而涩之脉、不短之涩脉更属临床多见，故涩脉不一定仅兼结、迟、短。

（二）涩脉的形成机理与诊断意义

1. 湿滞气机

目前，中医学的教科书与有关古代医家皆认为涩脉产生的机理为：气滞血瘀，伤精血少，痰食内停，这种认识就像对涩脉之象的认识一样存在某些缺陷。因为临床上，由于湿邪所致的不流利脉象在涩脉患者中出现的概率最高。徐迪华先生的《中华脉诊的奥秘》一书中亦谈到湿郁是涩脉产生的重要原因之一。究其机理，是因为湿邪可以阻滞气机，而气为血之帅，气机郁滞则血行不畅，脉象即可出现不流利或略微有点儿涩。其实，这一点，在张仲景的《伤寒杂病论》与叶天士的《临证指南医案》等著作中就有所论述。

例如《伤寒论》177 条：“伤寒八九日，风湿相搏，身体疼烦，不能自转侧，不呕不渴，脉浮虚而涩者，桂枝附子汤主之。”

此条文中“风湿相搏”是指风、寒、湿三气杂合，痹阻肢体经脉关节，“身体疼烦”是指身体有点儿疼痛，类似于酸的感觉；“烦”是指讲不出的难过。例如，在日常生活中，有些湿痹经脉不太严重的患者，或有点儿湿气的人，晚上睡觉的时候，四肢放在哪里都不舒服，有说不出的难受。“疼烦”就是肢体不舒服，甚至有轻度疼痛感，让人心烦意乱。“不渴”，说明病属太阴；“不呕”，说明不属于少阳，因为少阳心烦喜呕；“脉浮虚而涩者”，浮脉主表，风湿相搏于经脉，相对于脏腑来讲属表，故其脉浮；至于脉虚，这是因为太阴经的病变往往有脾经阳气虚，这样外感病的邪气才容易直中或内陷太阴，表证一般在三阳经，头痛腰痛骨节疼痛，也就是麻黄汤证了，此处的“疼”，不是太阳表证，是建立在脾气或脾阳不足基础上的太阴表证。

此证之脉为何又出现浮虚而“涩”者呢？主要是风湿相搏。张仲景的《伤寒论》主要是论述人体外感风寒及其外感风寒以后疾病出现的由表入里、因实致虚、寒热转化等病情发展变化的专书，通过“以方测证”可以看得出，这里的风湿相搏兼夹了寒邪，桂枝附子汤，用炮附子祛风湿，实质是祛风寒湿邪。实际上，此证是太阴风湿表证里面的营分表证的一种。无非是风寒湿侵犯了营分，因此重用入营分去风寒湿的桂枝为主药，这与我们常见的风寒湿侵袭卫分、气分的太阴风湿表证采用麻黄或防风（入卫分为主）不同。正因为此证风寒湿痹阻了营分，导致了营血运行不畅，故脉才会“涩”。

《伤寒论》是我们中医专业人员必须反复学习的经典著作，从中，我们就可以读到湿痹可以导致脉涩的经文，这也成为我们进一步在临床上观察脉象，认识涩脉诊断意义的基础。

夏季或岭南地区，外面夏日炎炎，暑湿交蒸，然而，由于空调的广泛使用与不恰当的使用，房间内却凉似深秋，温差一大则反易受寒，因寒凝湿聚，与气血搏结于经脉、肌肉（属脾所主的体表组织），即可形成风寒湿相搏于太阴之表的证候，其脉可因气血痹阻而“涩”，同时表现为肢体或周身疼痛难忍。

据不完全统计，我在深圳从医的 20 年间，所诊治的“风湿犯太阴之表卫分气分证”的患者逾 700 人次。其中，绝大部分患者的脉象是“浮而不流利”。此证“不流利”脉产生的机理，我认为是湿邪阻滞气机，气滞而导致经脉气血运行欠畅，它虽然不像“湿与血结”证，脉来非常艰涩而见“涩”象，但终因气血运行欠畅，故见轻度的涩象——脉“不流利”。

从临床事实来看，凡属湿滞经脉、湿郁三焦焦膜气机、湿邪困阻脾气等，常可致脉不流利或脉欠流利；另外，病因属“清浊交混”（吴又可《温疫论》），即湿邪困阻少阳“募原”过久，导致邪气由少阳焦膜内陷厥阴肝经，同时，湿邪由气分内陷入血分，形成湿邪与瘀血交结者，其脉亦可涩。

近 20 余年间，不少人荤腥油腻厚味摄入过多而运动减少、儿童因动物性食品及乳制品进食过多而缺少体育锻炼、滋补保健品过量等造成湿性体质的人员比例逐年升高，而且广泛地使用冷气空调亦致使人体内易寒凝湿聚，加之在医疗中，治疗一般轻证，哪怕是感冒，也大量采用输冷液体、滥用属寒凉性质的抗生素等，易使湿邪在体内积淀，尤其滥用皮质类固醇激素药，则更可迅速聚湿化浊。因此“湿邪为病”或各种疾病夹体质湿邪致病者越来越多，进而在临床上不流利及各种涩脉越来越多见。凡此种种，均与湿邪为病可致“涩”脉直接关联，而且这可能是造成我们今天“涩脉以湿邪致病者最多”的原因。

2. 饮郁气机

涩脉主饮，这在诊断书中也很少提及。但《伤寒论》中却有典型的以涩脉来判断病邪属饮的条文。例如《伤寒论》48条就说：“二阳并病，太阳初得病时，发其汗，汗先出不彻……设面色缘缘正赤者，阳气怫郁在表，当解之熏之，若发汗不彻不足言，阳气怫郁不得越，当汗不汗，其人躁烦，不知痛处，乍在腹中，乍在四肢，按之不可得，其人短气、但坐，以汗出不彻故也，更发汗则愈。何以知汗出不彻？以脉涩故知也。”以下，我们就来分析这条条文，并最终解答“涩脉主饮”的问题。

所谓“二阳并病”，是指某一阳经发病，继而影响另一阳经，并最终导致另一阳经亦发病，且两经的症状并见者。《伤寒论》48条经过我们省文（省去了因“汗出不彻”引起的“因转属阳明”的阳明病，亦省去了“汗出不彻”引起的太阳阳明“二阳并病”）处理后所引原文的“二阳并病”，是指太阳首先发病，因“发汗不彻”所导致的太阳少阳“二阳并病”。所谓“发汗不彻”是指发汗不够透彻。何以谓发汗不够透彻呢？临床上，有两种情况：其一，凡属太阳伤寒表证、太阳中风表证或风寒湿三气杂合所致的太阳表证，若在服用相应的解表药后，理应出现“遍身漐漐微似有汗”（见《伤寒论》12条桂枝汤方后），病即可痊愈。若在服解表药后，仅头上出一点汗，或者汗出至胸口而止，身体的下部无汗，汗出不彻全身，则不能完全达到发汗以驱散表寒的目的，病则难以痊愈，这就是“发汗不彻”的一种情况。其二，是服发汗药后，未出现“漐漐汗出”或“濈然汗出”（见《伤寒论》155条），也属于“汗出不彻”，“漐漐”与“濈然”在此形容汗出持续不断和遍身一直能摸到小汗水之意。也就是说，如果服发汗药之后未达到遍身持续有小汗的结果（根据我经验应持续3小时左右），而是汗出时间不长即收者，亦属“汗出不彻”，疗效即不佳。

由此太阳表寒证因发汗不彻就带来了后患，其中后患之一就是波及少阳焦膜，导致“二阳并病”。仲景在48条的后续内容中就客观描述了其“并病”形成的经过。“……设面色缘缘正赤者，阳气怫郁在表，当解之熏之，若发汗不彻不足言，阳气怫郁不得越……”说的是体表卫阳为寒邪所郁，导致面红赤，应充分发汗以祛寒闭，使阳气不郁则寒热面赤均可除，然由于“汗出不彻”，或出汗少到了微不足道的地步，则可导致体表“阳气怫郁不得越”。

发汗不够的结果是什么呢？是“当汗不汗，其人躁烦”，接下来就出现一系列的症状，即太阳少阳二阳并病。“其人躁烦”，烦躁不是病传阳明吗？例如，大青龙汤证，其人“汗不出而烦躁”，当用辛温解表药加石膏来治疗。难道这个烦躁是因为内热？但实际上，此处的烦躁是因为痛，“不知痛处，乍在腹中，乍在四肢，按之不可得”，患者自己不能清楚地表明疼痛的部位，有时似痛非痛，周身不舒，令人不胜其烦。其实，杂病里也会见到这种情况，痛在筋肉中，像虫行一般，这种痛像窜痛、走痛，莫可名状。

“其人短气、但坐”，短气不能平卧，临床上常见的病因主要有水、饮、痰等流动的邪气。痰、饮、水到底何者是该证的病因呢？张仲景并未交代清楚，但他认为这个病发透汗就会痊愈，因为该病是发汗不彻引起的。那么他为什么知道发汗不彻呢？“以脉涩故知也”。因此，我们从脉涩可以推知该病的病因为饮。

为什么是饮呢？因为心下支饮可以出现短气但坐，张仲景在《金匮要略》里讲“咳逆倚息，短气不得卧，其形如肿，谓之支饮”，用葶苈大枣泻肺汤治疗。因为痰证的脉象是滑脉，所以病因不是痰。是不是水呢？在这个病证中，水饮几近是一种病邪，因为张仲景没有讲该病有面上肿，也不是风水和溢饮。张仲景在《金匮要略》中再三强调溢饮可以用小青龙汤主之，亦可以用大青龙汤主之，证明饮邪溢于表，应当用汗法，同理，48条主张再发其汗，也是针对表有饮邪。那么，48条的饮邪何以会多处痛呢？究其原因，是饮郁气机，即饮郁在中焦焦膜与体表腠理。因饮邪侵入焦膜初始阶段，气机不通，可出现腹痛；郁滞于腠理、肌肉，导致营卫不通，则可出现四肢痛、肌肉痛。

本证中的饮邪是怎么产生的呢？主要是感受寒邪，因于寒邪郁阳，阳气失却蒸腾气化之力，体内的津液就凝聚为水饮，体表、腠理、肌肉的津液也可聚为水饮。采用发汗解表的治法，用麻黄，发其阳，发散体表的卫阳，使得营卫调和，发汗是一个手段，通过辛温发散开启痹阻，使卫阳得以宣散运行，进而使体表水液的敷布代谢趋于正常；况且通过发汗，使部分郁于肌表之水饮，从汗排出体外。所以张仲景强调“发其汗则愈”。正是此时因为饮邪阻滞在肌表，阻滞在腠理，甚至影响到经络，所以该病脉象表现为涩脉。

我们中医临证，要全面地收集病情资料，并要分析每一个症状的病因病机，为什么此时“不知痛处，乍在腹中，乍在四肢”呢？主要是因为饮邪兼有风邪，风性善行数变，病变部位游走不定，饮与风合，饮亦流窜不定。饮邪所犯之所，阻滞气机，可以出现轻微疼痛，但疼痛感又很快消失，表明邪气尚未完全陷里，所以其腹中痛，部位并不固定，说明此时饮邪主要在表，故又可见四肢疼痛。此处的表主要指腠理，“三焦膀胱者，腠理毫毛其应也”，腠理是三焦焦膜之表的组织器官，毫毛皮肤是膀胱所主的体表的组织器官，邪在腠理属于少阳之表，故本证为太阳少阳“二阳并病”。表有风寒闭束，因为发汗不彻，卫阳并未宣散通透，“阳气怫郁不得越”，不能布运腠理之中的津液，停而为（风）饮，导致体表气机阻滞而脉涩，进而风饮欲内陷少阳之里——三焦焦膜，甚至在一定程度上影响水道的通调、津液的敷布，饮邪内停而加重气机的阻滞。这一系列缘于表阳为寒邪所郁、最终形成的以饮邪阻滞少阳表里气机为病变症结的问题，通过“脉涩”作为鉴别诊断的主要依据就可知晓，故仲景曰“以脉涩故知也”。

综上所述，涩脉是诊断饮阻气机的主脉之一。验之临床，此点确凿无疑！

3. 瘀血凝滞

若血瘀，气机不畅，血行受阻，则脉涩。其他的常见伴随症状可有疼痛如针刺、拒按，常在夜间加重；或体内癥积；或出血反复不止，呈紫暗色，血中多夹有血块；或大便色黑如柏油状，妇女崩漏；或面色黧黑，肌肤甲错，唇甲青紫，皮下瘀斑，或皮肤丝状红缕，或腹壁青筋怒张；或妇女闭经；或舌质紫暗，或有瘀点、瘀斑，舌下络脉曲张。这好理解。鉴于此，涩脉成为诊断瘀血的主脉。在临床上，瘀结之病（尤其是恶性肿瘤）的脉象常为涩脉，正是瘀血的缘故。

4. 阴血枯竭

例如《伤寒论》215 条：“伤寒，若吐，若下后，不解，不大便五六日，上至十余日。日晡所发潮热，不恶寒，独语如见鬼状；若剧者，发则不识人，循衣摸床，惕而不安，微喘直视，脉弦者生，涩者死。微者但发热谵语者，大承气汤主之。”

“不大便五六日，上至十余日，日晡所发潮热，不恶寒，独语如见鬼状”是有阳明实热里结的症状；“发则不识人，循衣摸床，惕而不安”是热盛神昏、阴大虚心神失养的表现；“微喘”是阳明里实迫肺，肺气上逆；“直视”是指两个眼睛呆滞向前凝视而没有神采，这是阳明燥热下伤肝肾之阴，目睛失养、目系紧急的表现；“脉弦者生，涩者死”，弦脉证明真阴还没有耗尽，此时若现涩脉提示真阴已经耗尽，阴血已经枯竭了，故预后不良，是死证。

故涩脉的诊断意义之一是阴血枯竭。

5. 气结于内

气机郁结于体内，阻闭颇重，也可以见到涩脉，这种情形，在临床上并不多见。当然，气结可引起湿阻、血瘀，并兼而有之，而现涩脉者。

综上所述，涩脉的诊断意义有五，按临床发生的概率由高到低依次是：①湿滞气机；②饮郁气机；③瘀血凝滞；④阴血枯竭；⑤气结于内。

（三）涩脉诊断意义的鉴别

1. 湿滞气机者，脉多现不流利或欠流利（即轻度的涩脉）

湿滞气机，尤其是湿滞体表的肌肉、腠理、经脉，其脉多半是不流利，或欠流利，形成涩脉的比较少。

2. 饮郁气机与气结于内，脉多为弦涩

前述的“二阳并病”的风饮，如果阻滞气机较重，可现脉浮弦而涩。张仲景讲“双弦者，寒也”“偏弦者，饮也”，后者即明确指出饮阻气机也可以引起弦脉，若再加上主饮的涩脉，也就形成了弦涩脉。故饮阻气机，临证中多数脉象是弦涩。

3. 瘀血凝滞者，脉常可为细涩

瘀血阻滞脉道，气血通行不利，故常见脉细与涩共见；各种病因陷入血分后，有可能形成瘀血，尚兼有血虚，此时血难充盈脉道，亦可现细涩脉。故以病至血分，脉常现细涩，当然，也有不细仅涩者。

4. 阴枯血少者，脉可短涩

阴枯血少者，时能出现左右尺脉不应指而寸关有脉，此即为短涩脉的一种。

除了从脉象的同中之异来鉴别涩脉的五种诊断意义之外，更多的还须其他的症状和体征来鉴别，尤其是借助各种湿证与饮证、不同部位的血瘀证、不同脏腑的气结证等各自的“主症”（即证候的最常见症和主要症状体征）来鉴别。

三、弦脉

（一）弦脉之象

弦脉是临床上最常见的脉象之一，其脉搏跳动时，指下有如按绷直琴弦的感觉。弦脉恐怕是我们很容易掌握和体会的脉象之一，我第一个学会摸的就是弦脉。因为我从小到大拉小提琴、二胡，那弦脉一摸上去就有跟琴弦一样的感觉。后来，为了摸脉我就戒了琴，左手才有罗纹指纹。

弦脉之象，弦脉的指下感觉，就是脉来的那一跳，应指的那一下，绷得直直的，像根琴弦，这种感觉我们可以在二胡、扬琴、琵琶的弦上面体会，尤其是在二胡的琴弦上面比较明显。当然还可以去摸摸弹棉花的那个弦，那更典型，它是直上下行，绷得很紧。临床上弦脉的绷紧程度随病情而变化，因此，我们将其分为四类：

脉弦：即标准本脉。

脉偏弦：没有“弦脉”那么绷紧，即比标准“弦脉”弦的程度要低点。

脉略弦：不是绷得那么紧，弦的程度比偏弦脉又要低点。

脉微微弦：微微有点儿绷直紧张的感觉。

（二）弦脉的形成机理与诊断意义

1. 肝胆气郁

弦脉产生的第一个机理就是肝胆气郁气结。气郁气结了，怎么讲呢？会点气功的人都知道，放松身体，慢慢放松到颈肌、肩肌、四肢肌，甚者连头皮的肌肉、耳朵周围的肌肉慢慢放松下去；倘若一紧张，肌肉就会紧张。按西医的话讲，人紧张时就会分泌肾上腺素、去甲肾上腺素，人体的肌肉紧张，血管的平滑肌也可以紧张。而肝胆主疏泄，主气机的疏泄，如果气机不疏泄就郁，郁而结，脉象就可以弦。临床上，最常见的是肝胆的气郁见弦脉，我们是这样排发病概率的。

2. 风势劲急(主要指肝风劲急,包括阴亏肝急风动)

第二个产生弦脉的机理是风势劲急。此处的风主要是指内风,不主要指外风,而这个内风主要是肝风的劲急。如果一个人阳气旺盛,阳气浮躁,就好像风吹满帆一样,拉帆的帆绳也绷得很紧。弦脉的指下感觉就跟绳索一样,跟琴弦一样。肝风劲急也可以出现弦。我曾治过一个深圳的甲亢患者,吃了两年西药吃不好,其脉弦偏硬,因此,我警告其家人,该病人比其他人更容易发生甲状腺危象,出现高热、呕吐、昏迷、抽筋等症状,并容易引起血压高,理由便是其脉弦而劲,并有点儿硬,究其原因则是阳气旺盛,阳气胜浮而躁动,阳亢而生风。并嘱其停用西药后,药用白头翁汤加阿胶治疗,经过一段时间的治疗,其脉象慢慢出现柔和之象,肝风亦平息下来。

除此之外,阴亏亦是造成肝急风动而脉弦的重要原因,在临床上也较为常见。下面结合我曾治疗过的四个典型病例进行阐释,这四位患者都是老年人。其中有三位女性,一位男性,皆是糖尿病并发高血压。这几位患者都曾入院治疗,注射过胰岛素,服用过大量降压药。甚至利尿剂氢氯噻嗪与 β 受体阻断剂普萘洛尔二联用,也曾加用血管紧张素Ⅰ转化酶抑制剂与钙拮抗剂进行三联用、四联用。但其血压始终较高,血糖也降不下来,其血糖持续在十三个到十七个单位。其中有两个老太太彻夜的不寐,睡不着,厉害的情况是两个月内二十四小时都睡不着,并且心里面异常的烦躁,心烦,烦得不得了。有的住院,住得卧床不起,动都不会动了,人像报废了一样。

这几位病人的脉象都是细弦劲,其中三人表现在左尺脉,一人是两尺脉都细弦劲,所以讲脉要分部,有点儿像吴鞠通所形容的细弦劲急,“啧啧然如寻刀刃”。一摸到这样的脉医生都着急,替病人着急,为什么着急呢?此类脉象预示着病情可能急速恶化,肾阴枯竭急速地发展下去。阴亏导致了虚风劲急,出现了头晕、头痛、烦躁、不要睡觉,一派风阳上亢之象,一派阴虚不敛阳,风阳上亢之象,而且血压降下了,血糖也降不下来。倘若人阴枯了,身体便会解㑊,身体跟散了架一样不会动了,因为肌肉不得血养,得不到阴液濡养,简直是散了架一样的不想动,也不太能动,就起不了床。

如果病情发展到阴阳俱衰的阶段，阳已大亏，阴近枯竭，注射胰岛素只能加重患者的病情。我们必须站在中医的立场上看待疾病，脉象细弦劲急是肾败的前奏，也就是胃败的前奏。阴枯则化源匮乏，阳衰则无力气化，因此，我坚持患者在停用西药的基础上进行中医治疗。这四位患者长时间服用中药后，病情明显好转。

我之所以着急，一急在阴枯，正因为阴枯，阳无所制，所以阳亢，而风阳无所制，厥阳独行；第二急在于病人仍在口服阿卡波糖、格列齐特及注射胰岛素治疗，这是最着急的地方，因为西药的推波助澜必定加重病情向阴枯发展。首先，在身体还能承受的时候，当身体还有代偿机能的时候，胰岛β细胞功能已经有点儿衰弱，但又要通过药物刺激胰岛β细胞分泌胰岛素来控制血糖，便是在"鞭打老牛""鞭打病牛"，得不偿失；胰岛β细胞的功能已经衰竭，还刺激人家分泌胰岛素，只能进一步促进其功能衰竭。其次，到了糖尿病的后期，现代西医的治疗不管病情如何变化，还会继续使用胰岛素，如果病情发展到阴阳俱衰的阶段，阳已大亏，阴近枯竭的极端，再注射胰岛素只能加重患者的病情，这时候胰岛素根本降不了血糖。造成如此局面的原因，我推测此时的胰岛素对人体细胞本身功能的一种耗竭，大量打胰岛素的结果，使细胞表面的胰岛素受体被大量消耗，这个只是推理，很可能不成立。受体难道不是蛋白吗？受体难道不要细胞去合成它吗？问题关键就出在现代医学到目前还是一根筋：要控制血糖。虽然，血糖在一定程度上比较高，但又没引起酮症酸中毒，怎么办呢？病人已经不能动了，管都不管，还要控制血糖，真是一根筋！如果控制血糖的结果是身体垮掉了，难道还控制血糖吗？

"我治你的病，你死掉了是你的事"是一种无赖的蛮横做法。例如切了脑瘤，结果人不会动了，而说是痊愈出院了，因为脑瘤好了，但生活不能自理了，这只是手术的并发症而已，与己无关。继续使用胰岛素是对受体的耗竭，尤其对每个组织细胞的耗竭，人体的储能也没有了，所以，病人的整个身体跟散了架一样。越打胰岛素越阴枯，越打脉越弦，弦得硬了。

我还急在什么地方？叫这些老人停胰岛素，停那个所谓降血糖的药，那个难哪！好在我在他们面前有威信，但也是叫骂了几次才停的。停西药开玩笑的？停西药等于我们中药一肩挑，全部的责任加在我们身上，没有人命官司找个人命官司来打？这个官司我肯定是打不赢，因为全世界都讲你停胰岛素停错了，绝对没有一个讲你对的。其中一个田姓老太太，一停胰岛素，血糖就升到了 27mmol/L，她的血糖从来没有这样高过，继续服中药后，血糖降到了十几，高兴！虽然这些病人已经形成胰岛素依赖了，但停了胰岛素，血糖没上去，还下来了，不再依赖了，病人当然高兴，精神好得多；其中一个也能活动了，之前连路都走不动，只好卧床。

疾病是一个变化的过程，到了后期，身体要垮掉了，任何药物都要依赖身体才能起作用，胰岛素、阿卡波糖都要依赖身体才能起作用，怎么能去无节制地耗竭身体呢？糖尿病耗竭到了肾虚，到了肾亏，阳亏、阴枯、精亏，那些西药可都得停啊！否则会害死人的。因此，我把这些都写在了这本讲稿中，我不怕翻天，还要翻这个天！救人要紧，这一救，就是救了好多年，不是再活个一年两年的。

我们不能假设现在的科学发展到了顶峰，西药就可以毫不犹豫地上，我们要站稳中医的立场，在论治疾病时，我们中医是分阶段的，阴虚与阴枯是不同的阶段，只要临床注意观察，便会心中有数。这种劲急的弦，到了劲，到了硬，它就是肾败的前奏，也就是胃败的前奏。如果西药继续吃下去，那就变成了时代的牺牲品，那就变成了不成熟科学的牺牲品。但这种牺牲品多得很，我们能纠正多少就纠正多少吧。

3. 饮阻气机，饮停焦膜

饮阻气机，它也常常弦。

有必要首先介绍一下焦膜的内涵：焦膜即三焦也，为六腑之一。关于它的有形、无形及实质究竟是什么，历来争论颇多，迄今尚未取得统一认识，因而它的具体病变也很少被明确指出。这属于中医学有待进一步研究的一大专题，此处无法详细讨论。现在只就有限的水平，初步认为：三焦应该是一个有形的脏器，它的实质应该是人体内遍布胸腔、腹腔的一大网膜（包括胸膜、肋膜、膈膜、腹膜等）；所有脏腑都分居在它上、中、下三个地带，受着它的包裹与保卫。同时心包络与它相为表里，肌肤腠理为它的外应。它的主要功能是行水。不过，水在它的上、中、下的不同历程当中，可以产生“上焦如雾（如水之蒸）、中焦如沤（如水之泡沫）、下焦如渎（如水之沟渠）”的不同生理现象。同时它又为肾之火腑，主宣通气、血、津液。所以它的病理变化，绝大多数为水饮泛滥，形成肿胀，少数为“气郁（气分）、血瘀（血分）”。但气郁则水不行，血不利则为水，仍与“水分”密切相关。其发病虽有上、中、下的侧重，但每互相牵涉，甚则弥漫三焦。其致病来源虽往往来自分居各处的脏腑，但于共同症状之中，仍有焦膜病变的特点存在。

饮邪停在焦膜，阻滞了肝胆之气的通道，气郁，郁而紧，脉象紧急，可以弦。

4. 寒邪或湿浊闭阻气机

寒邪或湿浊引起的弦相对比较少一些。古人说“弦紧难分”，是没错。临床上寒邪，也可能弦，它不紧。张仲景曰：“脉双弦者，寒也……偏弦者，饮也。”主要由于寒邪留于经络，使气血收敛，经脉拘束，而产生弦脉。亦有不少医家认为弦脉主疼痛，但实际上这个弦脉是由于邪气阻滞，闭阻气机所致。临床上，一些腹痛、胁下拘急而痛、寒疝瘕痛的病人，多会见到弦脉。气机闭阻，不通则痛，如《金匮要略》腹满寒疝宿食病篇“寸口脉弦者，即胁下拘急而痛，其人啬啬恶寒也”就是例证。

湿（痰）浊，因为湿（痰）有自聚集的作用，易凝滞气机，如果是比较顽固的湿（痰）浊，也可以引起弦脉。

（三）弦脉诊断意义的鉴别

形成弦脉的四种不同的机理怎么鉴别呢？有困难！像滑脉想鉴别是食滞，还是热，还是怀孕，还是痰？好难！从脉象本身来鉴别几乎不可能。所以，滑脉里面基本没谈本脉鉴别，一定要四诊合参。弦脉的本脉鉴别也很难，还是要四诊合参。但是它有时候能够提供一点鉴别的依据。

1. 肝胆气郁多左脉弦，甚至左关独弦旺

肝胆气郁往往是一个手弦，而且是左弦，很少右弦，绝大多数都是左边弦，两手弦的比单独一边弦的少。还有的病人仅仅是左关独弦，跟个豆子一样在里面，所以寸关尺三部还是得分，像前面讲的尺脉弦硬，对于预后判断的意义很大。

2. 风致弦脉，多六脉皆弦

风邪所致的弦往往是六脉皆弦，且多见两手浮弦，整个气血都逆乱，气血搏结于上。外风引起的弦，也容易六脉都浮弦，但外风引起的弦脉临床上少见；肝风上犯，眩晕头痛是第一位“的”见的症状，“的”是有的放矢的“的”，“的”见的症状的出现对于病证的判断意义相当重大，如果弦得厉害，头痛的特点是胀痛、跳痛，颠顶胀痛，额角跳痛，颠顶跳痛，抽痛，一下一下痛。

3. 饮与湿浊所致者，脉多弦涩

如果是饮和湿浊阻滞气机引起的弦脉，它就多弦涩，因为饮也常现涩脉。湿邪也可以现不流利脉，所以它常现弦涩。

4. 寒所致者，脉可弦紧

四、紧脉

（一）紧脉之象

古人形容紧脉“如切绳转索”，即为指下脉感紧绷之意，脉搏跳动时，不仅左右弹指，而且横向也有绷急感，脉管与周围组织截然分明。紧脉与弦脉相比，两者指下感觉比较难分，弦脉主要是脉管纵向的紧绷，而紧脉则主要是横向绷急感为主，但也有不少紧脉纵向、横向都有绷急感。

（二）紧脉的形成机理与诊断意义

1. 寒闭气机

紧脉主要是寒闭气机所致，包括表寒闭遏卫阳，寒邪凝结气机，寒邪内闭阳气。因为寒性凝泣收引，脉则绷急而紧，左右弹指。

如《伤寒论》：“太阳病，或已发热，或未发热，必恶寒，体痛，呕逆，脉阴阳俱紧者，名曰伤寒。”这条条文是张仲景的太阳伤寒提纲证，寒邪在太阳之表，闭遏卫阳，卫阳不能温煦体表，就恶寒；有的人已经发热，卫阳与寒邪相争于表，而有的人还没有发热，可能是感受的寒比较重，卫阳闭遏，还不能与它搏斗，或者病人体质有点儿弱，卫阳还不能及时透发到表参加与寒邪的战斗，所以发热迟一点出现。如果没有发热，便不能称之为太阳伤寒了，就有可能是少阴伤寒，这时候脉就变成了脉沉紧；病人体痛，或者颈项僵硬，有点儿痛，或者全身都痛，因为寒性凝泣收引，不仅外闭卫阳，还可以内郁营阴，使得营卫气血都有些不太通，不通则痛，当然也可能因为筋脉拘挛所致；呕逆，寒邪在表，正气抗邪于表，就不能很好地顾护于里，里气就有点儿升降失常，里气升降失常时，常可以见到呕逆，但不一定必然出现，只是多会出现罢了，也可能见到不想吃饭，或下利，或不大便这些胃肠道的症状；脉阴阳俱紧，即寸关尺三部都会出现浮紧的脉象，一般来说，浮脉主要提示邪在外、在上、在表，紧则提示寒邪为患，闭遏卫阳，“寒主收引”嘛。张仲景在太阳伤寒的提纲证中列出脉紧，是符合临床事实的，另外，通过脉紧这个症状可以很好地与太阳中风表证进行鉴别，因为太阳中风表证的脉是浮缓脉。

而寒邪在里，寒邪凝结气机或寒邪内闭阳气也可以出现紧脉，如《伤寒论》286 条：“少阴病，脉紧，至七八日，自下利，脉暴微，手足反温，脉紧反去者，为欲解也，虽烦，下利必自愈。”少阴病脉紧，应该是寸关尺三部脉都是沉紧，这是寒邪太盛的缘故，直中少阴，邪气在人体的深层次，自然脉沉，而不是人体阳气大虚的表现，因为这时候没有少阴里证脉微细、下利清谷、完谷不化这些表现，寒太强，自然也就出现脉紧。而这个病过了七八天的光景，出现了自下利，这个下利也不是下利清谷、完谷不化，应该是阳气恢复，驱除在里之寒邪外出的表现，否则，后面就不会有“脉暴微，手足反温，脉紧反去”了，脉由原来的紧突然变成微，紧脉就消失了，为什么呢？寒邪没有或快没有了嘛。手足反温，亦说明阳气来复了，可能这个病人在前面会有手足冷的症状，手足是人体之四末，手足都能温了，难道还不能说明阳气来复吗？

由此不难看出，无论外寒，还是内寒，寒性凝泣收引，皆可导致紧脉。

2. 邪气阻滞气机

临床上，除了寒邪可以阻滞气机以外，还有其他一些病邪，如热结、饮食、痰浊、水饮、结石等。因为脉象之正常，全赖脉管通畅、气血充盈与通利，倘若气血为邪气所阻遏，甚至气机不通，像胆结石、肾结石发作时，一摸脉往往就是紧脉，有人讲这是紧主痛，痛和脉紧都是疾病的表现，两者的地位是同等的，怎么能说这一个症状主另外一个症状呢？我们只能说，当出现疼痛这个症状的时候，病人的脉象可以出现紧脉。但人为什么会痛？除去不荣，就是气机不通，所以邪气阻滞气机，亦可拘急而为紧。这样的例子在临床上、在我们中医的经典里面比比皆是。

例如《伤寒论》138 条：“伤寒六七日，结胸热实，脉沉而紧，心下痛，按之石硬者，大陷胸汤主之。”病人伤寒六七天了，虽可能未经误下，但可能是治疗不及时，以致热邪内陷与水相结，就成了"结胸热实"。脉沉提示邪气在里，脉紧的原因就是热邪内陷与水相结之后，阻滞气机，甚至气机不通，否则这些病人，怎么会出现"心下痛，按之石硬"呢？临床上，大结胸证的病人都有可能出现疼痛拒按、压痛、反跳痛、肌紧张这些症状。

再如《伤寒论》224条："阳明病，脉浮而紧，咽燥口苦，腹满而喘，发热汗出，不恶寒反恶热，身重。""阳明病，脉浮而紧"与太阳伤寒的脉象相似，但是病人发热汗出，不恶寒反恶热，一派阳明热盛之象，肯定不是太阳伤寒，而是阳明热证。而为什么"脉浮而紧"呢？这不是紧主寒或紧主痛所能解释的。脉浮是阳明热盛所致，但这个浮脉并不是一个标准的浮脉，它是轻取即得，中取、沉取有力的脉象，即我们前面讲的旺或者浮实脉。紧的原因又是什么？是因为热在里，阻滞气机所致，"腹满而喘"便是一个很好的佐证，气机阻滞影响到腑气就会腹满，气机阻滞，迫使肺气不得肃降，当然就喘。

像《伤寒论》353条"病人手足厥冷，脉乍紧者，邪结在胸中……当须吐之，宜瓜蒂散"，是痰阻胸阳或者痰食阻胸阳而出现紧脉的例证；《金匮要略》腹满篇"脉紧如转索无常者，宿食也"，是宿食阻滞气机而致紧脉的例证；《金匮要略》痰饮咳嗽病脉证并治篇"膈间有支饮，其人喘满，心下痞坚，面色黧黑，其脉沉紧"，便是饮阻滞气机而致紧脉者，在此就不一一详释了。

（三）紧脉诊断意义的鉴别

若要真正地鉴别紧脉产生的机理，关键还在四诊合参。

五、硬脉

硬脉是一种在临床上有着重要意义的脉象，现在的教科书中基本未提及，只是在论述正常脉象的特点与真脏脉时，涉及了很少的内容。无胃气之脉，指下便感觉硬。

（一）硬脉之象

脉来时挺然指下，缺乏弹性，毫不柔和，不是像紧脉一样绷急左右弹指，也不是有力而弹指。日常生活中，有一种直径约2mm塑料线，半软半硬，硬脉脉来挺然指下，指下感觉就如同切按此类硬塑胶管一般。硬脉就是不柔和脉,不柔和即脉管失却弹性。硬脉特征有点儿像西医所讲的动脉硬化,实际上,动脉要到了视网膜动脉硬化三级才显硬。但是硬脉并不仅仅局限在动脉硬化,很多病的晚期到了胃败的时候都可以硬。

硬脉多出现在一些危重疾病中,作为一名临床医生,不能不懂。下面举例子来进行说明:胡某,男性,65 岁,帕金森病患者,后面发展为老年性痴呆症,昏迷半年以上。突然出现大便滑脱,继而高热六日,昏迷,在 ICU 病房抢救时,西医连续几日告病危。因为患者的女婿是我作为 2006 年在深圳举办的“国际脉学学习班”的主讲教师时的学生,于是请我会诊,脉诊见:六脉无根;左尺脉不应指,寸关短;右关部脉硬。处方是生脉散合至宝丹。服药一天后,体温从三十八九摄氏度降至三十七摄氏度,虽未完全清醒,时醒时寐,但人开始逐渐苏醒。

患者的腹泻,据我判断乃外感引起,即一个藿香正气散证。因为病人已经昏迷半年,要了解他患病的相关情况,只能询问病人家属,再加上脉诊等客观体征,这样来辨证,所以,中医生不会摸脉,害人不浅,一遇到急危重症,就要束手待毙了。由于老年人脾胃功能极虚,初病失表,致外邪深入五脏,正虚无力驱邪外出,迅速内陷入里,大便滑脱不禁;病人还发了几天烧,体温三十九摄氏度的时候,身上一滴汗都没有。无汗的原因并非阴枯,通过脉诊可知,患者尚未到阴枯无汗的程度。他是有表邪,是风寒湿闭表,但病人的脉象首先是六脉无根,稍微一沉取就没有脉;其次,左尺脉不应指,也无根,但左脉只显于寸关两部,即脉短,患者有肾阴枯的趋势;最后,右脉关部脉硬,是脾败肾败的征象。

一般而言,时病、外感、表证、感冒的一个重要的原则就是要透表发表。表不解者不可下,表不解不可清,表不解者也不好轻易用补药。但是在下列两种特殊的情况下,便不能解表:一是正气大亏的时候是不能解表的,所以麻黄附子细辛汤不是太阳少阴两感,只是少阴伤寒表证,少阴阳虚之极时是不能解表的,一解表,气就脱了,人就完了;二则是里气闭阻特别严重,不宜解表,这时候也很难解得了表,诸如症见腹部胀极硬痛,甚者昏迷,虽然用了发表药,却难得见到汗出,这是因为里气闭阻,阳气不得宣通,连出汗的动力都没有了,怎么能出得了汗呢?

这个胡姓病人身上,上述两种不能解表的特殊情况都有:正气大亏,初病失表，风寒湿闭表；里气闭阻，二者皆不宜解表。病人已经昏迷了，神志不清已经半年以上，患者脾肾亏极，一感冒，风寒湿热闭到里面去了，由于病人的正气虚，邪气马上就内陷。邪气内陷表现，第一是泻肚子，第二是泻肚子一日一夜无数次，大便失禁、滑脱，往下滑脱，为什么？因为他脾肾是亏极了，邪气内陷，而正气根本就毫无还手之力。肾主二便，肾主二官，倘若肾败了，大小便都关拦不住，大便就滑脱。这个时候，如果我们拼命给他退烧，拼命止泻，就是失了表，失表了，邪气就进一步内陷，那么，病人就会深度昏迷了，连压眶反射也会消失，弹也弹不醒了。

这个时候该怎么办，表里双解？这肯定不行！因此，我们的处方是生脉散合至宝丹。因为湿邪已经闭阻了心包而病人昏迷了，所以，这个时候虽然明摆着有湿，但还更要护着阴，生脉散；明摆着有表，还要用至宝丹，开里气之闭，因为这个病人的病情太凶险了。之所以这个病人用生脉散，就是凭其右脉中取略略有点儿细，略略有点儿硬。几个危重病的脉象包括硬脉一出，我就忐忑不安，但是用这个方是正着，一点没有投机取巧。正着，即使病人身体好点，也是这个方；即使病人有得救，也是这个方；即使没得救，也是这个方。还算好，病人明显好转了，所以中医辨证施治，关键在认识疾病，在辨证辨得准。

现在很多中医喜欢这个病用个什么方，那个病用个什么方，也就是挂在现在很多人嘴边的“是是病，用是方”（是这个病，就用这个方），病因、病机、病所都没分析清楚，一竿子就插到药，就针对西医的疾病或中医的病名来用药，不对的；甚至，有的年轻的医师都会问病人满头大汗该用个什么方，或者病人报出单个症状来让医生给他开个方。依靠单个症状，而不了解病人的整个身体情况，整个病情都没有了解清楚，更没有分析清楚，更没有进行归纳，实质上，对疾病的认识还不清不楚，就一竿子插到药，就是不依病光靠药，是很少成功的。当医生辨证辨得准，认识到了发病的关键机理，了解了发病的来龙去脉以及发展势头，真到用药的时候却是比较简单，治疗胡姓病人如此复杂的疾病，我们也只是用三味饮片药，加一味丸药，何况给他用的还是小儿至宝丹，现在至宝丹里面很多药都不是真的，像牛黄就不是天然牛黄，人工的。但前提是辨证要准，治疗效果就会出来。有的时候病人觉得我们医生很神仙，这哪里是神仙？我们用的都是传统的认识、传统的办法，无非是我们学得好不好的差别而已。

当然，我们中医对有些疑难病有自己的发现，有自己的发明，虽然还是一些传统知识上的认识，但是相对西医来讲就是奇迹。就像前面我们举的我母亲的阿 - 斯综合征，老人家第一次发作急性心源性脑缺血，西医说是因为肺气肿引起的，昏迷了两三天，如果西医能够抢救过来就是奇迹，但我们一次药下去，六七个小时就清醒得很，西医只能瞪大眼睛，用药也很简单，竹沥加兑生姜汁，加用九节菖蒲等，共五味药，不准用西药，只吊点维生素，加了一个高频呼吸机。

要了解疾病的发病机理，首要是对患者的临床症状进行分析归纳，知晓患者的病史，每一个症状都与整体息息相关，每一个症状都有其出现的机理，因此需要对症状进行逐一分析，如能用同一个病机解释，尽可能用同一个病机解释，如果不行，则提示疾病比较复杂，出现的差异之处很可能就是我们治疗的着眼点，也是临证中容易忽视的。第二，我们必须了解病势，每一种病都有它的传变规律，通过了解脏腑的相互关系，不同病因之间关系，对疾病的来龙去脉，我们就有可能做到心中有数。

（二）硬脉的形成机理及诊断意义

1. 脾胃已败

临床上引起硬脉的机理，第一位的是脾败，或者叫作胃气已败，其实质是一样的。“脾胃为后天之本”“脾胃为气血生化之源”，脉之胃气，即脉象中从容和缓之象。脾胃衰败之后，脉管失却气血津液的濡养，“脉无水不软”，以致血管壁基本上没有什么弹性，脉管只能在很小的范围内搏动，则脉见硬。在临床上，凶险之病情才会见到此脉。

我受益于父亲姚荷生老先生，在实习期间就出了点儿名。当时江西搞“极左”，结果大学毕业就分配到了乡下，公社医院都不准待，下放到大队医疗站。当时我就算是“大名鼎鼎”了，方圆两百多里地的病人都来找小娃娃样的医生。当时极度劳累，最长一次是累得七天七夜没睡觉，背着药箱走路都打瞌睡，在高山悬崖峭壁上走路都睡着了，当时惊出一身冷汗。虽然累，但当时接触并治疗一些急危重症，为以后的临床工作打下了坚实的基础。因为出了大名，就借到公社医院，后来又借到县医院，当时二十多岁。一借到县医院，县医院说来了个“才子”，就马上任命我当中西医结合小组组长，那个时候，那些高龄医生就很不服气，西医也不服气。

当时我做了三种疾病的中医疗效观察，小儿肺炎心衰一组，中暑一组，慢性风湿病一组。时病、杂病，成年人的病，小孩的病，想看看中医的疗效。结果所有的病人既没有死亡，病也没有好，一下子，就满院哗然，便认定我这个二十多岁的人没有什么本事，吹牛罢了。对于观察的结果，我是百思不得其解，怎么肺炎心衰也不死也不好呢？一两岁的小孩如果不好，就会死呀。后来就找出原因来了，因为熬药熬得时间太短，大火五六分钟就大开了，十分钟不到就煮干了，就溢干了。熬出来的药，水瓶里面是淡黄色的，现在很多医院用煎药机熬出来的药也是这样的，没什么大的作用，作用微乎其微，讲没作用，但有点儿维持作用，否则，肺炎心衰的小孩就死了。满院哗然，自己抬不起头来。后来自己算时间熬药，设了对照组，拿了不同煎药时间中药疗效的对照表出去，但就是不给我平反。

后来，县里的一个大型水库建设工地发生了重大火灾，死亡多人，重伤者 100 余名，连党校都腾空做病房，大概一共收治了 500 多人。作为当时我国烧伤科权威之一的肖教授与许教授都参加了抢救，我也是抢救组的成员，这两位专家是世界级的专家，因为我国的烧伤研究从 1958 年开始，当时我们国家的烧伤是世界领先的，就是这两位教授帮我翻了身。

我记忆最深的收治病人是一个姓郑的聋哑人，他是在农村打杂，赚一口饭吃，很不容易，但他身体很好，整个体表的烧伤面积达 98%，还呛了一口火，呼吸道也被烧伤了。第一次会诊时，由于患者烧伤后第二天，渗出性水肿比较严重，头肿，眼睛肿成一条缝儿，身肿，手也水肿，加之烧伤后，皮肤坏死、脱水后形成焦痂，根本摸不到脉。我在病例讨论会上，没有发言，随后的两次我也没有发言。

三天后再行会诊，患者已经处于烧伤水肿回吸收期，体表的细菌开始大量繁殖，即使体表的细菌不进入血液，聚集于痂下水肿液中的烧伤坏死组织释放的毒性产物如“烧伤毒素”及炎症介质、细胞因子，也会通过水肿液的回吸收进入全身血液循环。烧伤水肿回吸收期是早期感染性败血症与感染性休克的最危险期。西医最怕的就是革兰氏阴性菌败血症，内毒素引起病人休克，那个时候，国家抢救危难，真舍得花钱，西医使用飞机运来美国进口的青霉素进行治疗，美国进口的药，很多人都是第一次听到，在1971年，18块钱一瓶，等于很多人半个月的工资，一天打十瓶。烧伤病人会发热，但病人从三十九摄氏度多退到三十八度二三，人脸也显出来了，鼻子眼睛也显出来了，精神也挺好，手腕的痂皮也切掉了。于是，我敷了一块抽纱的纱布在病人的寸口脉的部位，隔一点儿抽一条，在抽得很稀疏的纱布上摸脉，也摸得到脉了。病人的中性粒细胞75%，想吃饭而且胃口极佳，除了米汤外，还食用了一只二点五公斤重的鸡，当时还真有点儿害怕他会发生应急性溃疡出血，但上海的肖教授讲应急性溃疡期已经过了。

在会诊后的谈论会上，几乎所有的专家都认为，患者的病情得到了控制，已经不会出现感染性休克了。肖教授与许教授要我发言，从中医传统的知识与经验上看，我认为患者的病情并未好转，而是在恶化，当时全场一片哗然。其依据一，脉硬，六脉均硬，没有弹性，毫不柔和，是无胃气之脉。第二，舌中心剥苔，比两分钱硬币要大点，比五分钱硬币要小点，但舌质淡白不红，姚荷生教授称之为舌裸，示以与剥苔区分，剥苔的舌质红，是阴虚；舌裸舌质淡苔剥，脾胃之气大亏。第三，食不知饱，一只二点五公斤重的鸡几分钟吃完了，吃完了还要吃，哪有这么好的食欲？这不是食不知饱还是什么啊？第四，人中短，《中藏经》言"人中短者，死"，诚然。第五，腹胀，腹软不硬，敲起来，咚咚作响，乃脾败也。就患者目前的病情而言，不仅没有好转，而在恶化，是死证！但我讲出这些证据后，全场鸦雀无声。

肖教授与许教授都支持我的观点，病人已经处于革兰氏阴性菌的败血症期，因为他们在1970年所编写的有关烧伤的小册子里面就有革兰氏阴性菌的败血症的诊断标准四条：第一条，舌中心剥苔；第二条，腹胀；第三条，食不知饱，与我们中医的认识极其吻合；第四条，呼气延长。这四条不光在烧伤科适用，各科都一样，有革兰氏阴性菌败血症的早期症状就是这四个，诊断标准也就是依据这四个，而不是依据血象，也不是依据细菌培养，因为细菌培养出结果的时间不够快。

呼气延长是怎么回事？重度烧伤一般要躺在翻身床上，病人要翻身，为的是换敷料，避免压疮，重度烧伤病人翻身时，拿一块床垫放在平躺的身体上面，离病人身体有个一厘米左右，两边就拿螺丝固定，旁边拿带子封住，转动下面的床垫，就把原来在上面，现在在下面的床垫取出来，病人就趴在那里了。病人趴在那里的时候就会出现这个呼气延长，呼气延长性费力，每次呼气到后面，病人就要用力挤一下，每次，没有一次例外。呼气延长性费力，我们中医可没有啊！人家西医的观察，我是佩服得不得了。观察，观察，再观察，观察是认识疾病的基础，我们中医认为每一次的一呼一吸差不多是均等的，但革兰氏阴性菌败血症病人每一次呼气，到了呼气后期都要挤一下，一个附加的动作，病人趴着的时候，看得很清楚，这一点西医比我们中医强。

肖教授还讲到至于为什么革兰氏阴性菌败血症会出现这四个症状，机理他们无法解释，但是这就是事实。听了中医的发言，他们也要学习观察人中短。有所发现、有所发明的优秀医生绝无门户之见，门户之见是小家子气，肚子里货不多的人的表现。上海瑞金医院（当年也叫东方红医院）早期败血症全是护士预报的，在“文化大革命”最乱的时候那里医护规章都没乱。因为护士都会观察：舌中心剥苔、呼气延长性费力这些症状。为什么讲护士也要学摸脉？中医院的护士不会摸脉，本来就是个笑话，她摸到硬脉，摸到弹指脉，摸到什么什么脉，就报给医生，“医生，快来看看，他出现这种脉”，因为脉往往有提前预示的。

怎么认识疾病呢？只有观察，观察，再观察这一条路。要学习我们老祖宗认识疾病的方法，观察，观察，再观察，在观察的基础上分析，要学习人家西医的实事求是的态度。万丈高楼平地起，我们谁都不能讲自己才高识妙，眼睛还没看清，问诊还没问完，摸个脉三心二意，操作也不正规，方子却出来了，肚子里文献知识就抖落出来了，要虚心仔细地观察。看病细一点，认真一点，现在还有好多病看不好，面对病人我们很惭愧。所以说观察、分析、思考、综合、归纳，归纳的结论再反思。做出了治疗，治疗以后，反馈回来再观察，考虑分析当时观察做出来的结论对不对。认为病人有热，用了凉药，吃下去是好转还是加重，其实，这个更可靠，因为输进人体的药物的药性是已知的，因此，反馈出来的信息就变成了可以严谨推断的依据。初诊时，病人还没有输入什么信息进去，就病人讲讲，吃药下去的反应的诊断意义更可靠。认识疾病的基本入手处就是观察这个疾病的所有症状体征，也就是现象。整个疾病的来龙去脉的变化过程的客观经过：观察——吃药的反应——观察，这是医生认识疾病的第一步。

从以上可以看出，硬脉在一些危重疾病中有大的诊断价值。

2. 阴枯，下竭上厥

脉硬有少部分也出现在阴枯的时候，这种阴枯往往是下竭上厥，就是阴枯，阳无所附，阳无所敛，脉管失却阴的调和，则不柔和。

（三）硬脉诊断意义的鉴别

1. 脾胃已败，没有兼象

胃败的硬脉，硬邦邦毫不柔和。

2. 阴枯，有些弹性，可兼细

阴枯所导致的脉硬，一般不会像胃败那么硬，尚有点儿柔和象，有点儿弹性。阴虚者往往兼有细，但不是必定的；还可以兼大，就是反强象，人体里面没有物质基础，就干脆大起来了。胃败的脉象，一般就是硬，要是兼有细脉，也仅仅是略细，主要就是硬，一般没有什么兼象。之所以给前面的胡姓病人用生脉散，就是凭他右脉中取略略有点儿细，略略有点儿硬，连舌头都没看到，口渴不口渴也不知道，小便短不短也不知道，仅仅是凭借脉象做出的诊断和用药。摸到了硬脉，便是生死攸关的事情。在“弦脉”一节所举的几个老年糖尿病病人的例子，其尺脉细弦劲而略硬，这就提示人体趋向于阴枯，关键时刻，可不要掉以轻心。假如周围的人有这样的脉象，要劝劝他赶快吃点中药，填阴补髓。如果是脾败的硬脉，就要大剂的补元气药，那个时候就非人参莫属了。

第十五讲

复 合 脉

一、浮大中空脉

（一）浮大中空脉之象

脉搏浮取明显，且脉体宽大；然中取即觉豁然而空，脉搏力度甚虚弱；沉取不应指。

（二）浮大中空脉的形成机理与诊断意义

气血阴阳大虚，甚则欲亡脱。

二、革脉

（一）革脉之象

浮大而弦紧，中取沉取按之明显无力且弦紧顿失。

（二）革脉的形成机理与诊断意义

血枯精亏。

革脉在临床上多见于亡血、失精、半产、漏下等病症。如《金匮要略》惊悸篇："寒虚相击，此名曰革，妇人则半产漏下，男子则亡血。"《金匮要略》血痹虚劳病篇："脉弦而大，弦则为减，大则为芤，减则为寒，芤则为虚，虚寒相搏，此名为革。"因血枯精亏，脉管不充，中取沉取按之明显无力，正气不固，气无所恋而浮越于外，以致脉来浮大而弦紧。

三、牢脉

（一）牢脉之象

沉弦实，常兼略大而长。牢脉居于沉位，坚挺搏指。切脉时，牢脉重取弦实有力，而浮取中取时，脉搏力度不明显。牢脉和革脉的指下感觉正好相反，革脉浮取坚实，而中下空虚，牢脉重按坚实，而浮取中取无力。

（二）牢脉的形成机理与诊断意义

1. 阴寒凝结于里，或结于气分，或结于血分

牢脉为实脉的一种，主要见于邪盛的病证，其中最常见的是阴寒凝结于里。寒性收引凝泣，阴寒凝结于里，阻碍气机，或正邪交争于里，气血不得外达，故脉沉；阴寒内盛，脉管拘急，致脉弦实大而搏指。

2. 血瘀、顽痰阻滞气机

3. 阴血大亏

我缺乏临床体会。就相关文献而言，牢脉可见于阴血大亏之证，血脱或者亡阴，孤阳外越，阴阳离决，属危重证候。

（三）牢脉诊断意义的鉴别

阴寒凝于血分者，几乎必兼脉涩；凝结于气分脉可不涩。

四、洪脉

（一）洪脉之象

洪脉，脉大而有力，来势较汹涌。无论浮中沉取，洪脉的脉体都较正常脉象宽大，浮取时脉象有力，比正常人明显得多；中取也很有力，与浮取相差无几，或大，也比正常人的力度大；沉取时，脉力较浮中取减小不少，甚至有的会带有虚弱之象。

（二）洪脉的形成机理与诊断意义

1. 热盛，多为气分热盛

洪脉的形成机理最常见的是热盛。外邪入里化热，或五志化火，或痰、湿、食积、瘀血郁而化热，热盛则血流迫急，血脉极度充盈而脉体宽大有力，而血容量稍显不足，则沉取时，脉力稍弱。

临床上，洪脉以气分热盛多见，如《伤寒论》25 条："服桂枝汤，大汗出后，大烦渴不解，脉洪大者，白虎加人参汤主之。"这里大汗出的原因，可能是服桂枝汤不得法而导致的汗出过多，也可能是阳气鼓舞太过，阳胜则热，致使阳明气分热盛，逼迫津液外泄而汗出过多。但由于汗出太过，而损伤津液，津液大伤，饮水以自救之，而出现口渴。但是此时，由于气随汗泄，热盛耗气，壮火食气嘛，气伤而不能将水液转化为津液，所以喝了水还是口渴。这个口渴正说明是气分热盛，如果邪在卫分，还未伤及津液，不会出现明显的口渴；倘若热在营血，病人也不会大渴，虽有口渴，但饮水不多，或者喝一点点水，湿润一下嘴唇与喉咙。这个时候，一摸脉，是洪大脉，由于热盛，血脉充盈，脉就大；而气阴或气津两伤，血容量有点儿不足，沉取，脉象有点儿无力。治疗，就用白虎加人参汤，生石膏用来清肺胃气分之热，知母清热滋阴，人参益气生津。

临床上，气分热盛的洪脉，多出现在一些体质较好的人身上，特别是一些急性感染性的疾病，例如大叶性肺炎的病人，在发高热的时候，脉象比较多见的是洪脉，也有很多人出现滑脉。

但《金匮要略》肠痈篇“脉洪数者，脓已成，不可下也，大黄牡丹汤主之”的确涉及营血分，但不是气血两燔，由于我未曾遇到过这样的病人，在此存疑。

2. 正常脉象之一

夏季阳气旺盛，气血涌盛于外，鼓荡充盈于血脉，致脉洪。但这个洪是与正常脉象相比，微微有些脉体宽大、脉力稍大。

（三）洪脉诊断意义的鉴别

热盛者多见洪数。

五、动脉

（一）动脉之象

由于临床经验有限，我只见过脉数而单独一部浮旺有力的动脉。就动脉之象而言，就只能以《脉经》“动无头尾，其形如豆，厥厥动摇，必兼滑数”一句以飨读者。

（二）动脉的形成机理与诊断意义

1. 邪气与正气搏结

例如《伤寒论》137 条“……，动则为痛”。再如我见过的唯一的一例动脉，病人是湿热与下焦肾之气血搏结的“石淋”，他的脉象就是脉数而尺部独浮旺而动。至于“少阴脉动甚”多为女子妊娠，我对此缺乏临床体会，何况孕妇的孕脉也不能算作病脉。

2. 气机散乱

例如《金匮要略》惊悸吐血下血胸满病篇“……，动则为惊”。我在临床上并未见到如此的病人。

我虽然临床多年，虽然见过治过一些疑难杂病，脉诊的基本功也比较扎实，但是想要掌握所有的脉象何其难啊！想必全国有很多像我一样，对动脉少有体会的医生。因为我们每天面对的病人都是一个新病人，虽然今天是张三，昨天也是张三，但是今天他的病出现了变化，可能明天又会出现变化，当然，他的脉象也在变化。我一向实事求是，没见过的脉象，就是没有见过，不会看了几本书就信口雌黄，害人害己。

在此，我虚心地向同道们求教，因为学无止境。

六、芤脉

（一）芤脉之象

芤脉，脉搏浮取虽明显，但稍重按即无力，中取即两边略弹指而中空。芤是葱管之意，芤脉的脉感如同手触葱管，中空而边实。边实中空，是指中取时的感觉，此时三部之脉管已经按下，脉搏的力度顿减，而出现中空的感觉，而左右两边之脉管壁的应指之力尚存，且略有些弹指。

（二）芤脉的形成机理与诊断意义

1. 血脱或血亏

临床上，芤脉以血脱或血亏者最为常见，其中血脱或血亏多是由于各种原因的出血造成的。但由于出血有急性慢性之分，出血量也有多少的差别，因此可以出现多种脉象。如果急性大出血，特别是出血量过多及产后多见到芤脉，毕竟是出血，血容量不足，血为气之母，血不足，气无所归，阳无所附，阳气浮越于外，则脉象浮取明显，且左右弹指；但终究是血不足，中取按之则中空，血少了，就不能充盈血脉。如小量出血或慢性出血，临床可能一时见不到芤脉，若时间较长，虽然是小量的出血亦可致血亏，而出现芤脉。

2. 气津大亏

例如《伤寒论》246 条：“脉浮而芤，浮为阳，芤为阴，浮芤相搏，胃气生热，其阳则绝。”脉浮不仅可以提示表证或风证，还可以提示虚证，这里脉浮到底是什么机理呢？必须结合芤脉的形成机理与病人的临床表现来判断，如果“浮芤相搏”，张仲景认为这个脉象提示“胃气生热，其阳则绝”，从字面上我们可以理解为，阳热有余，灼伤或消耗阴液，以致人体气津大亏，阴大伤，而不能制约阳气，就会“其阳则绝”，阳气无所附而外越，“浮为阳”就出现了浮脉，加之“芤为阴”，是指芤脉中空，是由于阴液大亏，不能充盈所致。因此，可见造成浮脉的原因是虚，而且是不一般的虚，所以要用大剂量的人参白虎汤补正兼以清热。然而，我却认为须结合整本《伤寒论》，尤其要结合245条来理解246条，大家将来可以参考我们在整理的我父亲写的《伤寒论证候分类学》。

实际上，本条精辟地阐明了芤脉产生的机理，“芤为阴”是指芤脉中空，是由于阴液耗损，如亡血失精、伤津耗液等。“浮为阳”是指芤脉之浮大，由于阴耗阳无所附而外越，于是形成芤脉的浮大之象。

3. 失精

例如《金匮要略》血痹虚劳病篇：“夫失精家，少腹弦急，阴头寒，目眩，发落，脉极虚芤迟，为清谷，亡血失精。脉得诸芤动微紧，男子失精，女子梦交，桂枝加龙骨牡蛎汤主之。”

七、濡脉（附：软脉）

（一）濡脉之象

脉搏搏动的力度明显不足，且指下感到脉管壁软绵绵，甚至感到脉体模糊，边界不清。虽然我们中医的传统著作里面往往把濡脉叫作软脉，但实际上，濡脉是软脉的一种，有关软脉之象与形成机理参证本节“附：软脉”。过去，很多人将濡脉的指下感觉分解为浮、细、无力、软这样几个特征，从这一点上，虽然能够看出濡脉的确是软脉的一种，但是濡脉不一定必须有浮、细的特征。应该说绝大部分的濡脉有脉浮的特征，也有少部分不浮。有一部分濡脉的脉管细，但是有一些濡脉脉管不细，因为濡脉的脉管软绵绵，因此就有可能感到脉体模糊不清，边界不清，甚者，可能会与脉管周围的组织难以分辨，相反，这个濡脉就会脉大。临床上的事实亦可证明这一点。

（二）濡脉的形成机理与诊断意义

濡脉的形成机理和主要诊断意义是气分湿邪较甚。

出现濡脉第一位的机理是气分湿邪较甚，而湿邪的来源无外乎内湿与外湿。外湿多是由于潮湿的天气，或人的居住环境比较潮湿，也可能是因为涉水冒雨等原因造成；内湿则是湿从中生，多由脾失健运，不能运化精微，以致水湿停聚所致，即所谓“脾虚生湿”。但现在临床上很大一部分内湿是由于现在不科学的生活方式、或者滥用苦寒类药物（包括抗生素）、或者人体感受其他邪气而来的，例如现代人缺乏运动，又吃大量牛奶、脂肪含量较高的食物，如果在阳盛体质的人身上，就一般表现为湿热，如果是阴盛的体质，就一般表现为寒湿。而现在滥用抗生素、抗病毒的药物是一个临床很普遍的现象，过于苦寒，就会伤及无辜，伤及人的阳气，另外，“寒动其水”，形成内湿也就不奇怪了。外湿和内湿又相互影响，临床上内湿与外湿很难做到泾渭分明，虽然有时也能分得清，但很难。我多年前就曾疑惑“为什么现在的涩脉这么多”，主要是湿邪造成的。当然湿为阴邪，其性濡，湿盛者，大筋可以软短，自然血脉也就可以软，所以脉象就软；再有，湿阻气机，气机不畅，气血不能充盈脉管，也是湿盛致脉软的一个因素。

有人讲濡脉的产生主要是脾虚湿困所致，其实不然，也许有虚的机理在，但主要是湿邪困阻所致，特别是出现脉体模糊不清、边界不清者，临床上的事实也是如此，比如有不少西医所说的肠伤寒病人，在中期持续发热期间会出现脉体模糊不清、边界不清，这时候一点儿也不能用补药。薛雪的《湿热条辨》所载的关于濡脉的病案，差不多全部都没用补药，这从反面可以说明一点问题，就是濡脉的形成机理多因为湿邪困阻所致。

附：软脉

软脉之象，指下脉象和软者，即脉管壁张力不高，脉搏并不比正常更有力者，称为软脉。

软脉的形成机理

1. 正常人血气冲和，阴平阳秘，是有胃气的表现，正常的脉象就软软的，甚至有点儿弱弱的。

2. 脾气不足。脾为生化之源，脾虚则气血亏，充盈脉管之力就弱，故脉软。另外，脾虚易生湿，湿性濡，如同濡脉的形成机理一样，脉管就软。例如本书“缓脉”一节中，桂枝汤“脉浮缓”的例子，这个缓就是脉有点儿软，反映了老百姓脾胃已伤，脾气不足的历史状况。

八、散脉

（一）散脉之象

脉搏忽大忽小，忽现忽隐，虽大亦显散乱，乍隐则感飘忽。古人形容“散若杨花无定踪”，形象真切。散脉往往浮大无力而乱，中取渐空，重按欲绝无根；脉搏跳动脉率快慢不一，脉力也会强弱不均。

（二）散脉的形成机理与诊断意义

形成散脉的机理第一个是气血耗散欲脱，第二个是元阳散脱。临床上多见于一些危重病人或病人死亡之前。倘若散脉出现在一些久病体虚的病人身上，往往属于临终状态，本来就大虚，人体的正气差不多已经快没有了，致使人体元阳浮游于外，一般难以挽回。但像一些急性病，例如中暑、大出血、急剧的吐泻、大汗等，有可能救得回来。例如大出血的病人，脉可以见到芤脉，也可以见到虚脉、弱脉，甚至见到微脉，但如果见到散脉，病情就已经很严重了，也可以说距离死亡仅有一步之遥，因为此时气血耗散欲脱，甚至元阳都要散脱了。虚弱芤微这些脉象，虽然不太好，但至少病人一直有脉，而散脉却是脉象忽隐忽现，脉力忽大忽小。但这时是有得救的，比如用独参汤大补元气，野山人参来吊吊命线。

九、不静脉

《伤寒论》4条：“伤寒一日，太阳受之，脉若静者为不传，颇欲吐，若躁烦，脉数急者，为传也；伤寒二三日，阳明少阳证不见者，为不传也。”欲知是否传变，应以脉证为依据，脉若静者，说明病邪仍在太阳，并没有什么了不起，因为这个病第六七天就会好；若脉数急，又出现恶心、呕吐、烦躁不安的现象，说明病邪已有内传的趋向。既然有脉静，就有脉不静。鉴于不静脉在教科书中从未提及，但不静脉在临床上屡见不鲜，对于判断邪正相搏的状态、疾病的传变有重要的提示作用，因此本书将不静脉单列并予以讨论。

（一）不静脉之象

所谓不静脉即脉搏略数兼略弹指。略数，就是稍微快点儿，能有 80 多下就算脉略数，当然到了 90 多下就是数脉，肯定是脉不静了。但略数脉可以见于正常人，略弹指脉也可以是一个脾气比较急的人的正常脉。但二者兼见，特别是出现在疾病发展过程中，则是一个病脉了。当然，在描述脉象时，可以表达为略数略弹指，但一些临床经验丰富且候脉功底扎实的医生会描写为不静脉。不静脉在临床上很实用，往往医生这不静脉一讲，病人就会以为你是"神仙"，因为通过不静脉可以提示病人要发热，倘若对经典有所悟，而且临床比较扎实，甚至能够预测什么时候发热，晚上九点发热，或晚上十二点发热，这不是"神仙"是什么？

（二）不静脉的形成机理与诊断意义

1. 正邪相搏

正邪相搏是引起不静脉的主要原因，重点在于通过脉静与否可以预测发热是否能退稳。

不静脉的形成机理虽然主要是正邪相搏，并不是相搏得很厉害，不是正邪相搏的极期，而脉不静提示正气在"躁动"，因为邪气并未彻底清除，故正气正在与邪气争抗，即所谓正邪相搏，以致脉躁动而"不静"。正如前述的《伤寒论》4 条中，脉静为不传有两种情况：一是正胜邪却，表邪将解，可不再用药而自趋痊愈。二是正气尚能抗邪，邪气尚未传里，交争于表，疾病仍在太阳阶段。倘若邪气内传，而正气欲驱邪外出，则阳气"躁动"，鼓动于外，引起气血的动荡和数急，而脉见不静。

不静脉，主要有两方面的临床意义：一是预测患者在疾病发展过程中或服用退烧药后是否发热；二是判断我们的诊断是否出现偏漏。病人服用麻黄、桂枝之类的发汗解表药或应用"百服宁""泰诺"等退热西药，若汗出后，脉不静，脉搏略数略弹指，在一般情况下，过几小时，患者还会发热；若脉静，则提示疾病即将痊愈。另一方面，正胜邪退，正邪不再交争，则脉静，脉象从容和缓，或略带虚弱之象，绝无"躁动"之象，既不略数，也不会略弹指。患者服药后，倘若脉不静，亦提示我们可能忽略了某个病因或病机，邪正依旧相搏。所以脉之静与不静对于审察我们的治疗方案有重大价值。

2. 内有火热之邪

如果脉不静，弹指而数，提示阳热过剩。如果有出血倾向的人，见其脉不静，便要注意患者会不会出血。如若患者大出血，止血处理与服药后，脉依然不静，提示未能完全止血，要高度警惕患者再次大出血，当我们能够观察到明显的出血征象时，实际上患者体内的失血已不在少量，诸如脑出血、胃出血、盆腔出血、肠道出血，而脉象具有动态快速反映机体生理病理变化的优点，因此，我们可以通过脉不静这一临床表现，对出血病进行早期诊断，以期早期治疗。

十、上盛下虚脉

（一）上盛下虚脉之象

所谓“上”，指寸口脉之寸部，也包括寸前；所谓“下”，指寸口脉之尺部，包括尺后；所谓上盛下虚脉，系指一手之寸口脉，其寸浮，尺脉沉，且寸关尺三部处于一条斜行上翘直线之上的脉象。

（二）上盛下虚脉的形成机理与诊断意义

1. 邪气犯表，正气趋于表与表邪相争。

2. 邪气盛实于表，正气不足于里。

3. 邪气盛实于上，包括头、面、颈、咽、胸、心、肺等，而肾虚于下。

4. 阳气浮于上而不足于下。

上盛下虚脉的机理，一般来说是阳气浮盛，当然其中有一部分是感冒，而本身就有肾虚，或者是阴虚阳浮，火旺于上。

（三）上盛下虚脉诊断意义的鉴别

仅凭脉象难以鉴别，须四诊合参。

十一、下盛上虚脉

（一）下盛上虚脉之象

所谓“下”，指寸口脉之尺部，包括尺后；所谓“上”，指寸口脉之寸部，也包括寸前；所谓下盛上虚脉，系指一手之寸口脉，其尺脉浮，寸脉沉，且寸关尺三部处于一条斜行下翘直线之上的脉象。此脉临床上少见。

（二）下盛上虚脉的形成机理与诊断意义

下盛上虚脉一般见于气血薄弱而下焦有邪之人，下焦之邪多为风邪。临床上，我仅见过肝肾气郁腰痛，以及肾经有虚风且兼气血不足者各一例。

下篇

临床上几种特殊病脉的转变

历代著名中医，无一不重视切脉，之所以如此，是因为脉象与脏腑气血的关系极为密切，疾病的发生发展都会出现相应的脉象变化，因此通过诊脉既可以判断疾病的部位，也可以推断正邪的盛衰与疾病的进退、预后。

通过诊脉判断病情的轻重，观察疗效的好坏，可以推测预后的吉凶，“视生别死”并不是坐以待毙或等闲视之，而是及时审查脉象转变所反馈的信息，修正原有的治疗方案，采取有力的治疗措施，使病人早日康复。

审查脉象转变的临床意义，古已有之，《内经》《伤寒论》中多有描述。《素问·玉机真脏论》曰：“脉从四时，谓之可治……脉逆四时，为不可治……所谓逆四时者，春得肺脉，夏得肾脉……病热脉静，泄而脉大，脱血而脉实，病在中，脉实坚，病在外，脉不实坚者，皆难治。”《伤寒论·辨脉法》提出了以脉辨生死吉凶的总则，“凡阴病见阳脉者生，阳病见阴脉者死”，多适用于久病、疑难杂病辨证时的参考。新病多实，久病多虚，久病不愈为正虚而余邪不盛，见到沉脉、弱脉等虚性脉象为常情，如若见到实性脉象预后多不良。

本讲稿就病程中脉象的转变与病势的关系做一探讨，以供同道参考，若有不妥，敬请斧正。尚需指出的是，“无脉”亦是脉象在病程中的转变，但为了讲授中对比解释的方便，故将其置于第十三讲“脉力异常类脉象”中，读者可去彼处查阅。

第十六讲

几种特殊病脉转变的诊断意义

一、脉骤停

（一）脉骤停之象

脉骤停即在脉象疾数之时，脉搏突然消失，持续几秒、十几秒至数分钟后，脉搏又逐渐显现。脉骤停要与前述的无脉区别开来，无脉是持续一段时间没有脉，没有脉的时间是持续十余分钟至数小时；而脉骤停则是突然在 1~2 分钟，甚或 1~2 秒钟内脉搏触及不到。脉搏骤停跟阿 - 斯综合征、心室纤颤等疾病的脉停不太一样，它们的脉停是无脉。而脉骤停是有前提的：一是突然停；二是时间持续不是很长；三是在停之前脉象很快，甚至很有力。

现在中医院校教科书中并没有涉及脉骤停这个脉象，假如临床上遇见这种脉象，自己却对此毫无概念，心中不免慌张，“这个书上没有的啊，完了完了，要死了！”此言一出，病人家属肯定一片慌乱，何况这个时候病人的症状确实非常严重，有一过性的短时间的神志丧失，或者发热体温很高，或者这个时候病人正在寒战。慌乱过后，结果不到十几秒，病人恢复过来了，这样就让病人或病人家属很难相信医生了，甚至会责怪医生。所以要懂得脉骤停及脉骤停的形成机理，教学的内容要服从实际的需要，要把临床上常见的、生死攸关的及危重的这些情况列出来，基于这个目的，所以本讲稿补充了这个脉象。

（二）脉骤停的形成机理与诊断意义

1. 正邪相搏至极

如果在临床上遇到病人突然没有脉了，持续了十几秒钟或几十秒钟没有脉，医生不免会心里焦急，这个时候就得赶快拿听诊器听听患者的心脏，唉，病人的心音很强，心脏跳得很快，再量量血压，一般也没有问题，怎么突然没有脉了呢？这是怎么回事啊？脉骤停的情况下，心脏跳动挺好的，那为什么会脉搏跳动突然停顿下来呢？主要是因为机体之气不得疏通，气为血之帅，气行则血行，气不得疏通，气不行则血脉也不行了，脉搏就停掉了。那又为什么气会不疏通、不行呢？是因为气忙不过来，正气在跟邪搏斗，在全力以赴地搏斗。正邪搏结在一起，打得不可开交。可能是肉搏战，刺刀见红，双方搏结在一起，全身的正气都全部总动员起来了，全神贯注地搏结在那里。这往往是正邪相搏的极期，哪怕就是短暂的极期，就好像人打起架来什么都不管不顾了。正气既不透达体表，也不运行在脉外，专注于在身体里面跟邪气打仗，搏结在一起。

正邪相搏至极的重要标志之一，最常见的是突然打抖寒战，“必先战栗”，接着是高热，高热显著的时候，也就是正邪搏结交争打仗结束的时候，或快打到尾声了。但在打得厉害的时候表现为寒栗，寒栗是正邪搏斗的极期的表现之一，这个时候却没脉了。第二个重要的标志是表现出剧烈的痛，病人痛得都不会叫了，气憋在里面，既不敢出气，也不敢进气，比较典型的一个例子就是绞肠痧，湿热浊交结于体内，憋在体内，病人大叫一声躺在地下，动也不敢动，闭住呼吸，一摸脉，脉没了。第三个重要的标志是神志、意识突然跟外界隔断了，讲他是昏迷又不像昏迷，讲他有意识，但又对外界的事物毫无反应：叫病人把手拿开，或者让他注意什么东西，病人理都不理你，就是一种类似于丧失意识的状态。当时病人还有咬牙切齿，病人全身的肌肉都在紧缩。例如《伤寒论》195 条“……奄然发狂，濈然汗出而解者”就是描述这种现象。狂汗出的实质是战汗出，病人在出汗前哪里会真发生精神分裂症，乱叫乱喊，只是他那时神志的改变类似于神志丧失，而且特别典型，对外界毫无反应，咬牙切齿，胡言乱语，力气又大，眼大而神散，有神飞天外之象，看得人感到恐怖。正邪相搏的极期，主要就是上述三个重要标志。但最多见的是寒战，不管是寒，还是湿，还是火热的郁闭，都是正气与之搏斗到极期，所以人才打抖，全身的肌肉都在抽动，牙齿、牙关紧但又咬不住，牙关打抖，冷得要死，蜷缩在一起。正邪相搏的极期，第一常见的表现是寒栗，这个时候脉象就会没有。正如叶天士所言“正邪相搏，气难接续，故无脉”。脉骤停尚可见于输液反应与疟疾寒战时。

我们举个例子来详细讨论，我们有空可以去摸一摸输液反应病人的脉，打葡萄糖盐水进去后，突然病人寒战，这时候病人的脉没有了，如果按照西医讲法，好像有点儿道理，因为致热源进去了，导致身体剧烈的反应，身体才打抖。这个脉骤停是什么机理呢？虽然很不成熟，但我怀疑是脉管平滑肌挛缩导致了脉骤停，脉管跟肠道的肌肉都是平滑肌，平滑肌和横纹肌一样也能一阵一阵地挛缩，挛缩得很紧，否则，绞肠痧怎么会有如此剧烈的肚子痛呢？剧烈的平滑肌挛缩使脉管暂时没有弹性了，虽然脉管没有收缩到直径等于零，但是脉搏波消失了。第二个可能是血液流到寸口脉时，碰巧脉管周围肌肉挛缩，脉搏波的一收一缩没有了，怎么摸得到脉搏呢？还有一种就是脉搏痉挛的程度跟肌肉痉挛的程度相一致，区分不出来是肌肉还是脉管了，反正是没有脉了。以上是我极不成熟的理论解释，并有某些揣度的成分在里面。下面我们再结合《伤寒论》的原文，深入地讨论一下，脉骤停的正邪相搏至极的形成机理。

《伤寒论》95 条：“太阳病未解，脉阴阳俱停，必先振栗汗出而解。但阳脉微者，先汗出而解，但阴脉微者，下之而解。若欲下之，宜调胃承气汤。”张仲景很客观地记载了临床上他见到的重要现象，太阳病，恶寒发热没好，恶寒发热无汗持续了几天，突然有一天病人冷得打抖，“脉阴阳俱停”，“阳”指寸脉，“阴”指尺脉，脉突然停了，同时伴随着寒战。张仲景认为寒战之后，病人会发热汗出，发热汗出后他的症状就会消失。由于太阳经在体表，主皮毛，表寒闭于太阳经，很表浅。如果汗出，就标志着太阳经的寒闭已经得到了解除，就可以“汗出而解”，一出汗病就好了，可以不要吃药了，可以出院了。而其他经就不一定有这么便宜。

如果是太阳伤湿，一次两次“汗出而解”的可能性很小，因为寒湿闭表，湿性缠绵，多少会留点儿尾巴。如果是其他经的湿呢？其“解”要通过寒战高热，继而全身汗出，尤其是湿邪、浊邪。临床上有这样一些病人，天天寒战高热，可以持续烧几个月，因为湿邪缠绵，不容易除。张仲景所见到的病例是不是夹了湿，张仲景没交待，但主要是寒，这没有错。

如果病人汗出之后，还没有完全痊愈，怎么办？其实，张仲景在后边就留了后语，他在后面回答这个问题，“但阳脉微者，先汗出而解”，这怎么解释？那就是叫我们去摸脉，原来脉停了，但又恢复了脉搏的跳动，也就是说寒战期已经过去了，病人已经开始发热了，脉象就会显现出来。这个时候摸一下脉，张仲景告诉我们“但阳脉微者，先汗出而解”，“但”是“只是”的意思，如果摸到他的脉只是阳脉微微的出现，“但阳脉微者”必须理解为寸脉先微微的出现，因为原来脉停止了跳动嘛。寸脉微微的出现的时候，病人的病并没有“汗出而解”，后面还要用点儿透汗解表的药。寸脉微微出现者主上、主表、主阳，说明有表邪，身体需要跟表邪做斗争，所以是寸脉先出现。因此，需要用解表的药帮帮身体的忙，所以要用一些辛温透表的药来促进“汗出而解”，等病人吃完了药再看他还有什么问题，然后再说。这种情况临床上比较少见，实际上，这条条文还在提示我们如何读书，怎么读《伤寒论》，怎么自学。

如果不是出现上述情况，病人脉停了，寒战过去了，正在发热，我们摸摸他的脉，如果只是单独尺脉先微微出现，“阴脉”指尺脉。原来没有脉，现在有脉了，而且是尺脉微微出现，这反映身体下部有邪气，身体还要留下一些正气跟下部的邪气做斗争，否则，不会是尺脉先微微显现和浮现出来。寒战发热之后，邪气退得多，但没退净，以后还有点儿热，张仲景讲那怎么办呢？那就用些苦寒泻下攻下药，“下之则解”。疾病随着体质走，这个人下部有点儿问题，正邪相搏的结果是下部有余邪，未尽，我们就要用下药给他荡涤一下，如此，余邪便没了，他的病就好彻底了。

这里张仲景也等于告诉了大家，如果在正邪相搏至极的时候，病人突然无脉了，我们千万别害怕，这个脉骤停只是暂时的，过后，病人就会发热，就会汗出热退，病也会好得多了。

2. 死证

3. 暴脱

多为血脱、大下利津脱、阴脱、精脱所致。

4. 虚极

如心室纤颤、锑中毒时亦可出现这种情况。

脉骤停除了见于正邪相搏至极的时候，其他多为一些临床的急危重症，诸如死证、血津阴精的暴脱，正气虚极等情况。如《伤寒论》291条

"少阴病，吐利，手足不逆冷，反发热者，不死，脉不至者（至一作足），灸少阴七壮"，所反映的就是正气虚极而见脉骤停的例证。少阴病呕吐下利，是阴寒内盛，脾肾阳衰之征，一般应有手足逆冷等症状，今未见手足逆冷，说明阳虚不甚，尚能温煦四末。少阴虚寒吐利当无发热，若发热，多因阴寒极盛，逼迫虚阳浮越所致，应伴见手足逆冷等，今发热而手足不逆冷，知非亡阳重证而是阳气来复，阴寒消退，故称"不死"。少阴病阳衰阴盛者，其脉当微，今"脉不至"，即脉骤停。若脉骤停伴见肢厥、恶寒、身蜷等，为阳气虚极，阴阳有离决之虞。

（三）脉骤停诊断意义的鉴别

主要依靠四诊合参来鉴别。

二、脉出

所谓脉出是指原脉搏不应指，随着病情的变化而脉搏应指者。临床上，可见有脉暴出和脉渐出两种情况。

1. 脉暴出

即指原来无脉，而短时间内（一般 4 小时以内）脉搏重新出现，如若浮取即应指显然，甚至中取时亦非常明显，并无显著的细弱之象。脉暴出主要见于久病重病，可见于正气暴脱，真气骤然脱越于外，乃无根之阳浮越所致，是患者濒死前的脉象之一，在临床上，往往作为回光返照的征象之一，提示患者预后不良，常为死候。

如《伤寒论》314 条："少阴病，下利，脉微者，与白通汤。利不止，厥逆无脉，干呕烦者，白通加猪胆汁汤主之。服汤，脉暴出者死，微续者生。"白通汤中虽已加入消除格拒之药，但证属阳脱阴竭之危候，若药后脉突然浮而散大，则是阴液枯竭，孤阳外脱，是为死候。脉由小渐大，由弱渐强则是阴液未竭，阳气渐复，预后较好。

再如《金匮要略》水气病脉证篇："少阴脉紧而沉，紧则为痛，沉则为水，小便即难。脉得诸沉，当责有水，身体肿重。水病脉出者死。"水病脉出之"出"，是脉象盛大无根，轻举有脉，重按则散，乃阴盛格阳，真气涣散于外的征兆。若水肿未消突然见脉出，与证不符，表示预后不良。

临床中我们也能遇到这样的例子，如前述的郑姓聋哑人，因大面积烧伤，之后第一天、第二天都没有脉，第三天抽了纱布，脉还摸不清；用了20g高丽参两三个小时后，脉象就挺然指下，毫不柔和，即为脉暴出，原本没有脉象，突然间脉象来了，说明正气没有内藏贮备，机体已无自我调节的能力，此时脉象暴出只是药力的体现。

最后，有一点尚须指出：患者在大量输血或输液后，脉暴出者，又当别论，这种情况的理解应当是，原先的无脉是因为血管中血液大量丢失所致，经大量补充后得以恢复，故脉暴出。

2. 脉渐出

指原来无脉，经过一段时间（至少在12小时或24小时以上），沉取有微微脉动，并渐渐出现趋于明显。脉渐出提示正气逐渐来复，正渐盛而邪气渐退之势，疾病向好的方向转变。如《伤寒论》314条："少阴病……微续者生。"

三、脉沉见起

即原来脉沉，经治后，中取时指下感觉逐渐明显，甚至浮取亦明显者，其产生的机理主要是里邪出表，当与脉渐出者同。

预示病情的好转，并有治愈的可能，某些慢性病，如慢性肾炎、冠心病等，如出现这一情况，则为非暂时性的症状缓解，而是实质性的好转。

《伤寒论》326条："厥阴中风，脉微浮，为欲愈，不浮为未愈。"

邪入阴经多属里证，其脉当见沉迟细弱之象。今厥阴中风，脉见微浮，乃是正胜邪却，阳气来复之佳兆，故断为欲愈。如果不见微浮脉象，则是阳气未复，阴邪尚盛，故非愈候。当然，临床还须结合其他见症综合分析，始能做出正确诊断，切不可仅凭脉象定其愈与不愈。同时，还须注意的是，如果脉象不是微浮而是但浮，按之无根，或脉象暴浮者，则多为虚阳超脱之象，万不可认为是欲愈之候而放松警惕。

《伤寒论》289条："少阴中风，脉阳微阴浮者，为欲愈。"本条脉之"阴""阳"，是指尺脉和寸脉而言。少阴中风，乃少阴之表感受风邪之证。少阴为阴经，其为病多有正气不足，故少阴中风寸脉及尺脉应沉、甚至沉微，寸尺脉沉为正气不足之象。今反见寸脉微而尺脉浮，寸脉微说明少阴阳气尚未恢复，但此时尺脉先行稍微浮起，则提示少阴寒却、阳气开始来复，故曰“为欲愈”，但在临床运用时必须结合其他见症而综合分析。

此外，在病程中，如脉由沉转为浮大无根者，此乃败象，多为正气欲脱。如《金匮要略》水气病脉证篇：“水病脉出者死。”

四、脉转大

即原来脉不大，在病程中，脉体转为阔大，或转为洪脉。临床中，很少有病之初始而现大脉者，故大脉多为其他脉象转变而成。在急性病中脉象的转变要快些，慢性病中脉象的转变比较漫长。但无论是在急性病中还是慢性病中，脉象转大都预示病势发展。如《素问·脉要精微论》“大则病进”，《温病条辨》也说“脉大为病进”，朱丹溪对此也有专门论述，《格致余论·脉大必病进论》说“大，洪之别名，火之象，属阳。其病得之于内伤者，阴虚为阳所乘，故脉大，当作虚治之；其病得之于外伤者，邪客于经，脉亦大，当作邪胜治之。合二者而观之，皆病证方长之势也，谓之病进，不亦宜乎。”

脉转洪或大，为病进，为病重。如《伤寒论》189条：“伤寒三日，阳明脉大者，此为不传也。”《金匮要略》血痹虚劳病篇：“夫男子平人，脉大为劳，极虚亦为劳。”《温病条辨》下焦篇：“风温、温热、温疫、温毒、冬温，邪在阳明久羁，或已下，或未下，身热面赤，口干舌燥，甚则齿黑唇裂；脉沉实者，仍可下之；脉虚大，手足心热，甚于手足背者，加减复脉汤主之。”上述均是例证，在此不再一一详释。

临床上本不该出现脉大的疾病，而反见脉大者，脉证不符，更为危重，如《金匮要略》肺痿肺痈咳嗽上气篇：“上气面浮肿，肩息，其脉浮大不治，又加利尤甚。”上气面浮肿，肩息，有虚有实。脉来浮大无根，是肾气衰竭，不能摄纳，阳气外越，病情危急，预后不良。

《金匮要略》痰饮咳嗽篇：“久咳数岁，其脉弱者可治，实大数者死，其脉虚者必苦冒，其人本有支饮在胸中故也。”患者经年咳嗽，正气必虚，若见弱脉，为脉证相符，而见脉“实大数”，多为阳气浮越所致，属脉证不符，故难治也。

我们在临床上也遇到了这样的实例，总之，临床上见到脉转大，要特别注意，它至少说明病情在进展，如出现在久病或虚损性疾病病人身上时，多数属于危重症。

五、脉转小

小脉即细脉也，脉转小是指原来脉不细，而随病情变化，转为细小者。

临床出现这一征象，提示：①气血不足，伤阴伤阳，伤气伤血；②邪入血分，病久入络；③邪退正虚。

如《伤寒论》270条："伤寒三日，少阳脉小者，欲已也。"

"伤寒三日"，病邪已经传入少阳，少阳病应见弦脉，而今脉象不弦反小，说明少阳之热已衰。以脉断病，是小则病退之义。少阳是为小阳，脉当弦细，如脉见细小而不弦，说明邪气已经衰退，正气尚待恢复，是疾病向愈的征象。

但如果病人脉原来就是细脉，而少阳病脉见细弱者，不可说"欲已也"。

六、脉转短

即在病程中，脉搏转为不足三部，其机理是：

1. 气郁血瘀逐渐加重（此时多伴弦脉）

我就曾在临床上遇到一女性患者，其虽素有胃病，脉亦能满三部，但与人争吵之后，脉象转短兼弦。

2. 脏气不足

危重症中见到此脉，病情往往变化比较大，预后多为不良。

如《伤寒论》214条："发汗多，若重发汗者，亡其阳，谵语，脉短者死，脉自和者不死。"

阳明病里热亢盛，本来出汗就多，如果医生再误用发汗的方法治疗，进一步逼迫津液外泄，汗出过多，不仅亡阴，而且亡阳，于是阴阳俱伤，心气散乱，神明无主，加之邪热未解，谵语妄动。

脉短者，为上不及寸，下不及尺，是气血不足，鼓动无力，血脉不能充盈的反映。若阳气亡，阴血虚，津液竭，脉气不能接续，则根本动摇。谵语因于邪热盛极，脉短显示正气衰微。脉证不符，正虚而邪实，正不能胜邪，证候危殆至极，故预后不良，多为死证。

若阴血尚能相续，则脉自和。自和者，非脉象和缓调匀有神之谓，而是寸关尺三部尚能应指，以其阴血虚而未竭，尚能维系微阳，相对之下，尚属顺证，故曰不死。

七、脉转不静

脉不静是指脉弹指（或略弹指）而数（或略数），所谓弹指即脉动搏击指下，甚则有抬举性搏动。

在临床上，提示：

1. 病邪未除，如《伤寒论》4条“伤寒一日，太阳受之，脉若静者，为不传，颇欲吐，若躁烦，脉数急者，为传也。”

风寒初犯体表，太阳受邪，由于感邪有轻重，体质有强弱，故病有传与不传之异。欲知是否传变，应以脉证为依据。若原来伤寒的浮紧脉，或中风的浮缓脉，均无改变，即所谓“脉若静者”，说明病邪仍在太阳。脉静为不传有两种情况：一是正胜邪却，表邪将解，可不再用药而自趋痊愈；二是正气尚能抗邪，邪气尚未传里，交争于表，疾病仍在太阳阶段。

2. 血液妄行（血热妄行，气不摄血均可）。若弹指明显者，出血来势汹涌。

八、脉转不柔和

正常脉象的特征是有胃、有神、有根，脉有胃气的表现是指下具有从容、徐和、软滑的感觉，此脉象既有弹性，又感柔软，反之，即为不柔和，脉不软而较硬，故不柔和之脉是无胃气之脉，在临床上脉不柔和提示预后不佳，有的还为死证。正如《素问·平人气象论》所说：“人以水谷为本，故人绝水谷则死，脉无胃气亦死。”

如《伤寒论》367条“伤寒，下利日十余行，脉反实者，死。”虚寒下利，日十余行，正气必虚，脉当沉微，这才是脉证相符。或急温，或峻补，治疗尚易，预后较好。今脉见硬象，脉证不符，故曰“反”，说明正气已衰而邪气独盛，是胃气已经败绝的征兆，即《内经》所谓“真脏脉见”。此时攻补两难，预后不良，故断为死候。

实际上，前述的革脉也是一种不柔和的脉象，革脉脉形如弦，按之中空。阴血不足,血脉失充,脉中无物故而按之空;血虚不能内守,阳气奔越于外,搏击血脉,脉乃浮大而绷急。气越的原因,包括血虚、气虚、阳虚、阴虚四类。

九、脉紧实转微

微,是指脉极其微弱,似有似无,是阴阳气血大虚的表现,但也有例外情况,提示邪气已退,正气未复。

如《伤寒论》:“少阴病,脉紧,至七八日,自下利,脉暴微,手足反温,脉紧反去者,为欲解也,虽烦,下利必自愈。”(286条)

少阴病脉紧,表明少阴阴寒内盛。此时当见无热恶寒,手足厥逆等。至七八日后而见下利者,有两种可能,一为邪盛正衰,则下利无度,恶寒蜷卧,手足厥逆,甚则自汗躁烦,此乃阴盛阳亡之危候;一为正胜邪退,阳气渐复,其病向愈。今见“脉暴微”是指脉搏由紧突然变为不紧,微与紧是相对而言,并非微弱无力或沉而微细,此乃寒邪消退之象。若脉微弱无力,当手足逆冷,今手足温暖,紧脉消失,故连用两个“反”字。四肢手足,为诸阳之本,手足反温,标志着阳气来复;脉紧为阴寒内盛,脉紧反去,说明了阴寒已退。少阴寒化为阴盛阳衰之证,今阳复寒消,故称“为欲解也”。烦是阳气来复,与邪相争的表现,下利是寒从下泄,驱邪外出的途径,因此“必自愈”。

十、弦转软

即脉由弦转为柔软缓和,此为胃气渐复,病情好转。

十一、脉濡转紧

是指由濡脉转为弦紧脉,在有些情况下,此种脉象转变不能简单地视为是一种病脉转变成了另一种病脉,是一种病证转变成了另一种病证,而是提示病将痊愈。

例如《伤寒论》195条:“阳明病,欲食,小便反不利,大便自调,其人骨节疼,翕翕如有热状;奄然发狂,濈然汗出而解者,此水不胜谷气,与汗共并,脉紧则愈。”195条应如何理解并用以指导临床呢?我父亲姚荷生对此有严谨、实用而又精彩的解释，直接可以指导我们注意观察和分析判断“脉濡转紧”的事实及其诊断预后的意义。下面，我们就择要叙述姚荷生教授对195条的理解：

本条在分号以前为第一段。这是什么病证呢？张仲景明确指出它是属于阳明经的证候。它的病所、病因、病机性质为何呢？让我们来“观其脉证”（《伤寒论》16条），再通过“辨脉证”而“知犯何逆”（同上）。首先，它“翕翕如有热状”，即患者的自我感觉近似于桂枝汤证的“翕翕发热”，一会儿有点恶寒（或恶风）发热，一会儿又出点汗而寒热消失，一会儿又重复出现上述现象；其次，患者还感到“关节疼”。这两点情况同时出现，我们应该重点考虑他属“表证”即“阳明表证”。是“阳明表证”吗？仲景则进一步询问患者的症状并作鉴别，即“大便自调”，说明他非“阳明里实热结”的大小承气汤证，亦非194条“胃中冷”“欲作固瘕”的“大便初硬后溏”的里证；同时，从患者无大渴大汗的情况来看，他也不属阳明燥盛的白虎汤证等里证；所以此证属“阳明表证”而非“阳明里证”的可能性进一步增大。那么，他的病因性质又为何呢？从患者的“小便反不利”结合“其人骨节疼”，我们理应考虑患者表有“水湿”。之所以张仲景在叙述小便不利时要加一“反”字，也是在突出病因病机的症状鉴别点。条文一开头张仲景讲“阳明病，欲食”，这就与194条的“阳明病，若中寒，不能食……”的病因相鉴别了，因为“阳明病，若能食，名中风；不能食，名中寒”（193条）。因而我们可以初步推断，195条的阳明病证，其病因除了我们前面所说的其可能“表有水湿”之外，尚有“风邪”，即阳明之表有风湿。那么，为什么仲景在下一个症状小便不利的描述时却要加一个“反”字（即“小便反不利”）呢？我们推测可能有两个原因：第一，阳明病的主证主因是燥热实证，即所谓“胃中燥烦实”（182条）导致的白虎承气汤证，但阳明燥热实证在没发展到燥热伤阴肾阴枯竭的程度时，不会小便不利，所以此处加“反”字，是说此条的阳明病患者，得的不是阳明燥热盛实的证候，而是另有原因（即风湿）；第二，此处加“反”字，有可能也是在提示医者须反过来注意前面一症“欲食”，思考为什么在小便不利有湿邪犯阳明经时，患者仍“欲食”呢？因为按临床事实来看，阳明有湿应“不欲食”，至少应“食难用饱”（198条），此患者为何“反”欲食呢？难道是因为他胃中“合热则消谷善饥”（257 条）？这个问题我们前面已讨论了，他非阳明热证，那么此时“欲食”的诊断意义很可能应该分析判断为：他的湿邪主要是犯阳明之表而非阳明之里，所以阴性的湿邪并未明显郁遏或损伤胃中阳气，即胃气尚强，故仍“欲食”。

195 条的第二段是分号以后的描述文字，即从“奄然发狂”到此条结尾的“脉紧则愈”为止。这段文字描述了什么呢？是这位略感翕翕发热、骨节疼且食欲还不错的病人，突然狂躁谵语起来，不久就通身汗出，接着就狂躁消失，而且其病好像痊愈了。为什么会这样呢？张仲景是这样解释的：“此水不胜谷气，与汗共并……则愈。”即此人虽有水湿犯阳明之表，但由于其胃气胃阳（条文中称之为“谷气”）尚盛实，一旦胃中阳气奋起欲驱逐水湿阴邪出体表，在正邪相争的过程中，郁痹于体表的水湿一时未能透出，此时胃中盛实的阳气被郁而过盛，通过通于心的胃络上冲扰乱心神，患者就可能突然狂躁谵语、闷瞀狂叫，甚至欲冲出门外、面目红赤、体若燔炭；接着，盛实而又充斥身体内外的阳气终占上风，一鼓而驱逐水湿阴邪从体表透出，故全身“濈然汗出而解”，其病“则愈”！其实关于湿浊之邪郁遏的病证因阳气与湿浊相争，“阳胜湿除”通过“狂汗”症愈的实例并不十分罕见，我父亲就遇见过多例，有一例徐姓典型阳明湿温（西医所谓肠伤寒病）病例，就是经“狂汗”后退热的；我也遇过一例，我在我校“岐黄国医书院”讲“症状鉴别诊断学”时就讲了此例病案，我们正在抓紧时间整理，希望不久的将来能在网上课堂上与大家见面；而且，温病大家吴又可在《温疫论》中就有专门一节论“狂汗”，把他遇到的“狂汗解”实例及其病理转机作了较详细的阐述。《温疫论·狂汗》：“狂汗者，伏邪中溃，欲作汗解，因其人禀赋充盛，阳气冲击，不能顿开，故忽然坐卧不安，且狂且躁，少顷大汗淋漓，狂躁顿止，脉静身凉，霍然而愈。”

然而，为什么在本条结尾处张仲景又讲“脉紧则愈”呢？脉紧不是“主寒”吗？怎么“脉紧”反而提示此人的病快痊愈了呢？仲景在中间不是讲了“濈然汗出而解”吗？怎么又讲“脉紧则愈”呢？到底是汗出则愈还是脉紧则愈呢？

我父亲姚荷生教授在他的遗著《伤寒论串解》中是这样理解的：所谓“脉紧则愈”，应当理解为“脉由濡转紧则愈”！他这样理解的依据有二，即理论和临床依据，而且以临床依据为主。

理论依据是：第一，中医的传统脉学认为濡脉主湿，反过来说明湿邪为病可以出现濡脉；第二，195 条的患者是水湿为病，故可以出现濡脉；第三，濡脉产生的机理，是因为湿邪腻滞弛缓，导致脉（主要指脉管壁）松弛软缓（甚至有时使医者指下感到病人的脉管边界模糊），而紧脉形成的机理则完全不同，是因为寒邪主收引凝敛，导致脉（亦主要指脉管壁）拘紧劲急（使医者感到指下脉搏绷急甚至兼现弦劲），二者机理相反；第四，患者风湿为病而现濡脉，经过正邪相搏狂汗解之后，水湿去而濡脉除，脉象由松弛向紧张转化，于理不悖。

其临床依据是：第一，临床上的湿温病濡脉非常常见，我父亲一生治愈的湿温病（尤其是肠伤寒）甚多，他在临床上发现，经治疗后，随着患者脉象紧张度的逐渐提高，其病情往往亦同时逐渐好转；第二，濡脉在临床上并不罕见，可出现于多科多种疾病过程中，若患者经治后濡脉逐渐消失，甚至转变为它的反面，即转变成脉管壁紧张，一时变成弦脉和紧脉，则应具体情况具体分析，有些则属于湿邪去而病情好转，甚至是痊愈的指征或预兆。

为了诸君加深脉象转变由濡转紧的理解和印象，我举一个典型的实例。例如我曾经治过的一例 50 多岁男性血吸虫肝硬化腹水的病人，这个病人不知什么原因，入住医院的第三天右膝开始红肿热痛，又过两天，即发低热，右膝红肿加重，并从右膝关节腔中抽出了数毫升白色浓稠脓液，几天后细菌培养的结果证实是白色葡萄球菌感染形成的化脓性关节炎，很快，病人就陷入了肝昏迷，叫也叫不醒；一摸脉，脉软绵绵，脉体模糊，与周围组织相比，脉体的边界都不清，脉管宽大。而且这时候，病人腹泻，小便也混浊，面色垢腻，头面及上半身皮肤触之微潮而黏。明显是因为湿邪困阻表里导致了上述症状，而且困阻得相当厉害，否则也不会出现昏迷，已经陷入厥阴心包了。这时候的治疗，一点补药都不能用，要分消上下，以“菖蒲郁金汤”合“四苓散”为主方，再上大腹皮之类的药物，从少阳焦膜来治疗厥阴，因为患者的热邪是从少阳陷入厥阴的；同时湿邪郁表、风湿热痹阻经脉较甚，故加用藿香叶、忍冬藤和桑枝。几包药下去，病人的濡脉慢慢消失，渐渐出现有点儿脉弦，虽然当时病人没有醒，但脉濡转弦(紧),脉管壁的张力恢复,脉体也不大了,这说明湿邪大减。在患者出现略弦脉的当日下午,我宽慰其家属说,估计下半夜即第二天凌晨3—5点钟,患者会退热,同时还可能会清醒。第二天上午我去查房,发现患者清醒地睁开眼靠在床上!家属告诉我,患者是4到5点钟之间叫醒他的,说他肚子饿,想吃东西!结果家属煮了点面条给他吃。

为什么前一天我就敢预测患者第二天会退热和清醒呢?我当时还只有二十七八岁呀,就是因为我父亲此前为我讲解了《伤寒论》195条的"脉紧则愈"应理解为"脉由濡转紧",说明湿邪已去!为什么预测患者凌晨3—5点钟热退清醒呢?因为《伤寒论》327条云"厥阴病,欲解时,从丑至卯上"!即按照人体的生物钟,每到丑时和寅时正值厥阴经经气最旺盛的时间段,有利正气胜邪,病情向愈。本患者是慢性病,长期"肝脾郁结,水湿停蓄中焦"(患有血吸虫肝硬化腹水),加之"风湿热痹经脉内陷心包"(因化脓性关节炎引发"肝昏迷"),导致发热神昏,病所的症结,在于足厥阴肝和手厥阴心包,属厥阴病;"丑至卯上",即凌晨1—5点,正值"厥阴病,欲解时",所以我才敢预测病人明显好转的时间应该是第二天凌晨!后来患者又住了两三天院,单独采用中药(柴胡、黄芩、木通、猪苓、白术、大腹皮、石菖蒲等)治疗,膝关节基本痊愈,腹水消失,患者千恩万谢地出院了!

从此例可以看出:①姚荷生教授所认为的"脉紧则愈"应理解为"脉由濡转紧"是正确的;②脉由濡转紧,并不能简单地以脉测证,认为疾病性质是由湿邪为病转变成了以寒邪为主的病证,还须全面地"观其脉证",动态地观察其脉象、症状和体征的变化,再加以辨析,最后作出判断和预后;③此类病证,其脉由濡转为弦紧,是湿邪殆尽,其病向愈的征兆;④195条的"脉紧则愈",不仅是张仲景用以最终判断"濈然汗出"是好转还是痊愈,还可以成为在诊治"湿邪弥漫证"或"湿邪郁痹证"过程中的提前作出"其湿已大减,其病渐趋愈"的预后证据之一。

由此更可以看出,学习经典著作的重要性,因为经典最为可靠,经典可以指导临床各科!同时,我们还不能仅仅只熟读经典和深入领悟经典,我们还应向著述典籍的前贤学习,学习他们执着勤奋地毕生临床,细致和严谨地观察病情变化,扎实地掌握临床技术,尤其是脉诊技术的精神!否则，我们即使是学富五车，才高八斗，思维敏捷，你也作不出“脉紧则愈”的预测和判断，因为你不会摸“濡脉”和“紧脉”！

我相信，读者诸君乃至越来越多的中医工作者，完全愿意花上三四个月的时间，认认真真跟师学好、学扎实脉诊技术，以救治更多的病友！

敬 启

尊敬的读者朋友：

人民卫生出版社中医双创编辑工作室（人卫杏华）致力于出版助力读者医道精进的原创图书，这里是学者的立言平台，是读者的精神家园，也是编辑挥汗如雨的地方。为旱作润，为饥作浆，为弱作助，为暗作光，是我们的出版使命，服务读者是我们义不容辞的责任，读者服务工作永远在路上。

为使本书出版后能发挥更大的价值，也为创造作者-编者-读者沟通交流的和谐环境，我们依托人民卫生出版社强大的网络服务能力，为本书读者设置了专属的二维码，缘此而入，我们可以共同开启新的学术之旅，其中：

读者可以分享作者讲座视频、作者答疑；

可以展开针对某个知识点的广泛讨论；

可以得到最新的勘误信息；

等等。

我们还可以结合读者更深层次的需要，开发新的栏目。

由是，读者在购买本书的同时，可以获得相应的增值服务。

附：中医双创编辑工作室征稿暨读者服务邮箱

fuwuduzhe5978@163.com

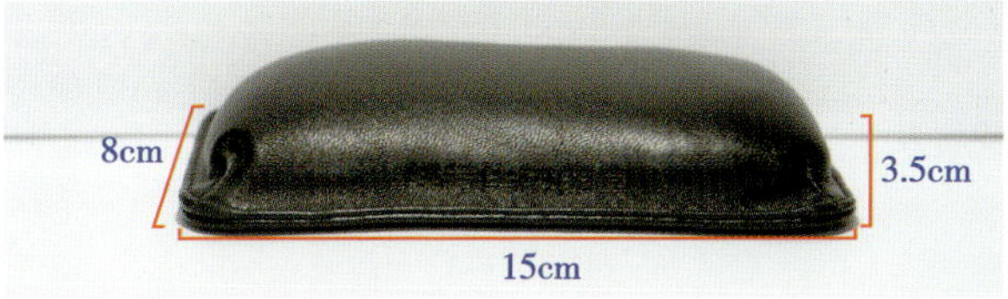

图 1　脉枕原图

脉枕：整体高度 3.5cm 左右，长 15cm 左右，宽 8cm 左右；脉枕要柔软，具有一定弹性，可外包布类织物或皮革。布类宜加布套以便定期清洗；皮革宜软且薄而光洁，以便用 75% 酒精经常擦拭消毒。脉枕内填物可用木棉、弹力棉或羊绒，高度约为 2.5cm（除去基垫与外包皮革）。

图 2　按压后脉枕图

脉枕压下去的高度（除去基垫与外包皮革）以不超过 2cm，不低于 1.5cm 为宜。

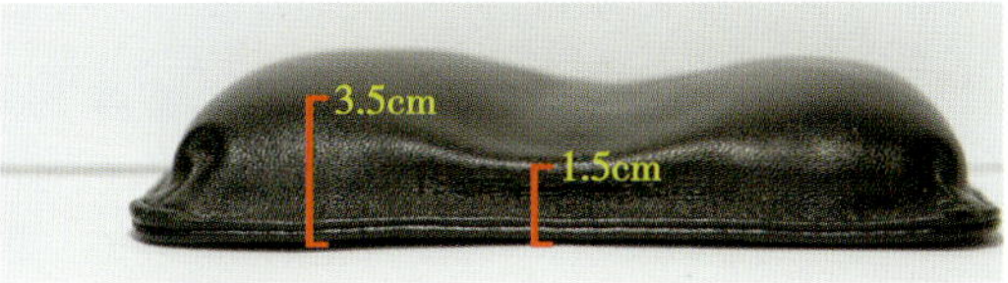

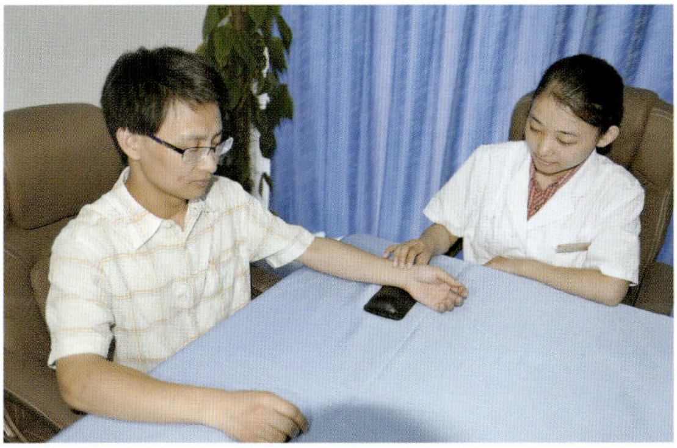

图 3　诊脉坐姿图

（医生侧坐，患者正坐）

1. 患者体位：诊脉时患者应取正坐位，身体不要倾斜或扭转，手足、臂、躯干与腿应比较舒展。

2. 医生体位：医生侧对病人。

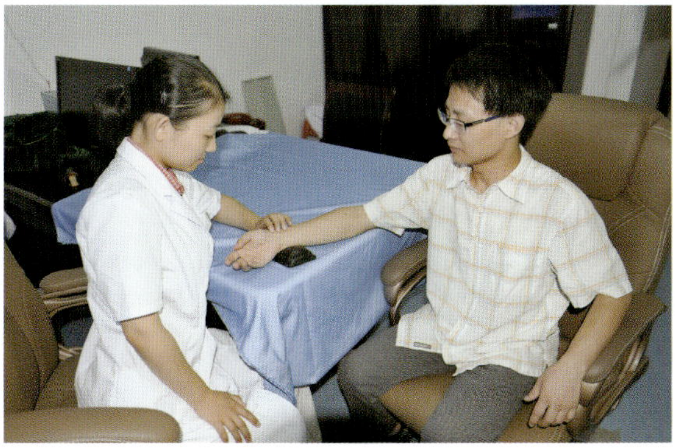

3. 医生患者对坐，形成一定的角度，然后左右交诊（左候右，右候左）：即以医生的左手候患者的右手寸口脉，以医生的右手候患者的左手寸口脉。

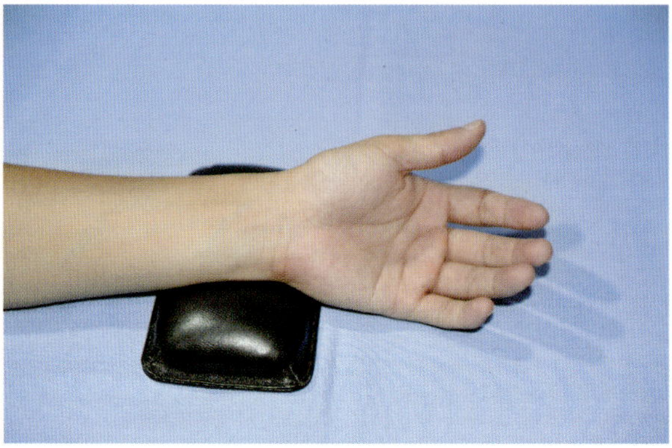

图 4　置腕于脉枕图

患者前臂自然向前平展，前臂和腕部应与心脏置于同一水平，微微旋内 30° 左右；手腕伸直，手掌自然向侧上，手指自然放松，腕关节轻松放置于脉枕之上，使寸口部位充分伸展和凸显，局部气血畅通，便于诊察脉象。

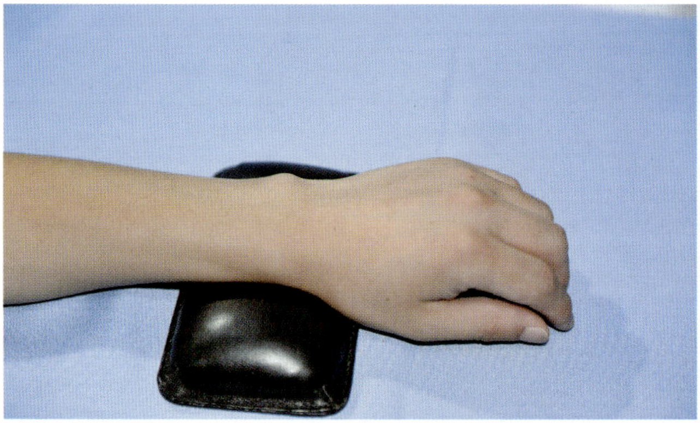

图 5　尺骨小头定关

准确的关脉位置，应正好对应尺骨小头。也就是说，以尺骨小头的顶点向寸口脉作一直线，此直线与寸口脉的交叉点即为关脉的中点。在临床上操作时往往有两种找关脉中心点的办法：一是“中指循手背法”（见图 6）；二是“拇指对应三指法”（见图 7）。找准关脉的中心点后，医生即将自己的中指指目的中点按照关脉的中点落下指头，此即完成了“中指定关”。

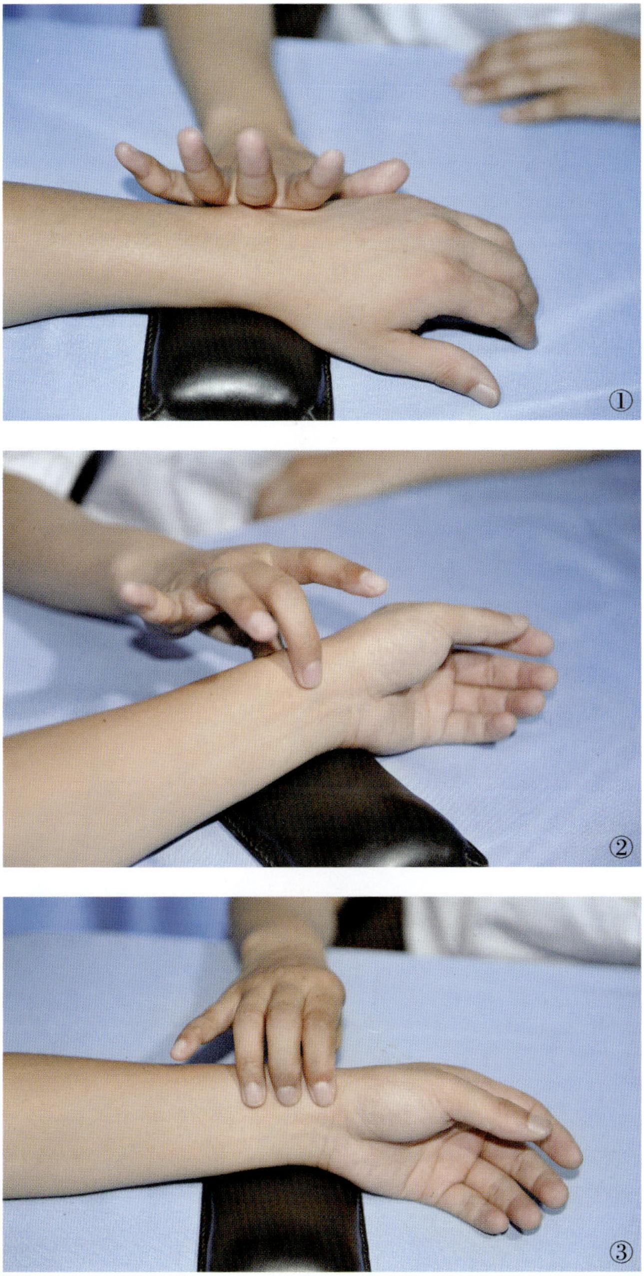

图 6　中指循手背法定关

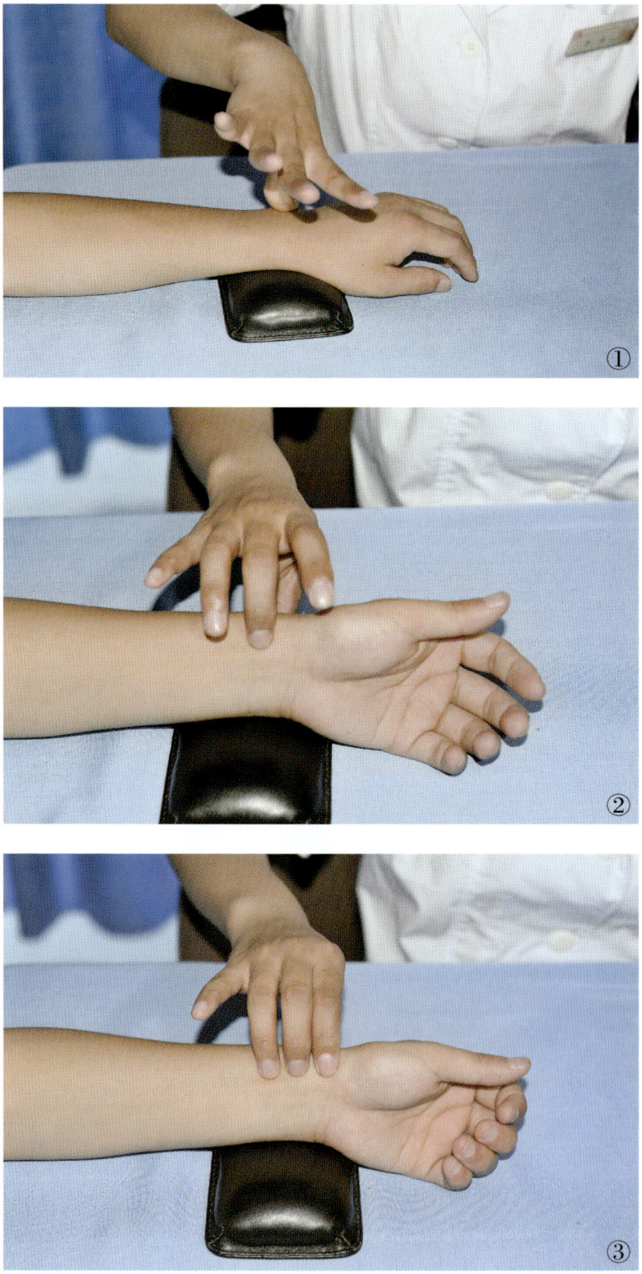

图 7　拇指对应三指法定关